新华史海镜鉴丛书

A BRIEF HISTORY OF ANTI EPIDEMIC BATTLES IN CHINA

张剑光——著

中国疫史抗简

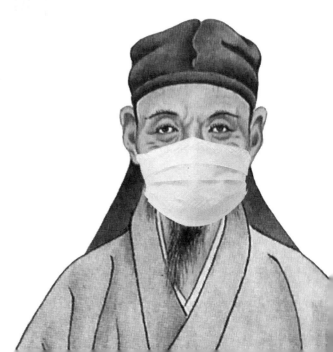

新华出版社

图书在版编目（CIP）数据

中国抗疫简史 / 张剑光著. —北京：新华出版社，2020.2

ISBN 978-7-5166-5064-6

Ⅰ . ①中… Ⅱ . ①张… Ⅲ . ①瘟疫—医学史—中国 Ⅳ . ①R254.3-09

中国版本图书馆CIP数据核字（2020）第020397号

中国抗疫简史

作 者：张剑光

责任编辑：张 程 封面设计：李尘工作室

出版发行：新华出版社
地 址：北京市石景山区京原路 8 号 邮 编：100040
网 址：http：//www.xinhuapub.com
经 销：新华书店
新华出版社天猫旗舰店、京东旗舰店及各大网店
购书热线：010-63077122 中国新闻书店购书热线：010-63072012

照 排：李尘工作室
印 刷：河北鑫兆源印刷有限公司
成品尺寸：160mm×230mm
印 张：14.75 字 数：133千字
版 次：2020年2月第一版 印 次：2020年7月第四次印刷
书 号：ISBN 978-7-5166-5064-6
定 价：39.80元

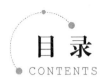

目 录
CONTENTS

第三章 **帝王将相直面瘟疫** ——071

第七章 **防疫抗疫思想的发展** ——179

序：

三千年疫病的当代思考

中国古代对传染病肆虐给人类带来危害的认识，有着一个艰辛的过程。其实有文字记录的三千五百多年来，疫病的流传成百上千，疫病的种类各式各样，人类的发展历史，可以说是一部与疫病作斗争的历史。

我国有文字明确记载的疫病从商朝开始，甲骨文中有"疾年"的说法，大概就是指疫病流行。春秋战国时期，疾病流行已很多见，赵国和秦国等地多次发生大疫。人们已经认识到"四时皆有疠疫"，疫病是"气不和之疾"，已能辨别出伤寒、疟疾、蛊、痒疥疾、麻风等传染病。疫病流行，"乡立巫医，具百药，以备疾灾"（《逸周书·大聚篇》），抗击传染病的措施也已出现。

一般来说，疫病往往是动乱和战争的产物，越是社会混乱时期，疾疫发病率就高，为害时间较长。相反，政治清明，社会安定，虽然疫病仍会发生，但只要有正确得当的救灾抗疫措施，疫病流行的频率就低，规模有限。东汉末年，大疫一场接一场。桓、灵、献三帝共70年，比较大的疫病流行有16次之多，其中好几次是全国性的大流行。曹植《说疫气》谈到建安二十二年的大疫时说："疠气流行，家家有僵尸之痛，室室有号泣之哀。或阖门而殪，或覆族而丧。"

魏晋南北朝时期，政权更迭频繁，大小战争不断，社会动荡不稳，形成了我国历史上的第一个疫病高发期。三国两晋，疫病流行的次数约为35次，每5.8年就有一次疫病。南朝共出现疫病13次，北朝11次。这时的疫病常与战争动乱相伴随，政府组织抗击疫病的次数不多，疫病的流行肆无忌惮，人民在无助痛苦中生活。

隋唐五代共有疫病30多次。唐太宗时期，共有6次流行，但由于社会安定，政府救灾防疫措施得当，疫病对社会的影响控制在最小范围之内，一般都是在一、二州之中流行。唐朝后期至五代，藩镇割据，战争频起，无有效救治措施，疫病来势汹涌，常出现百姓"流亡迁徙，十室九空"的局面。

两宋疫病前后共有51次，南宋流行的次数超过北宋。在人口最为密集、流动人口较多的首都地区，疫病流行明显增多，南宋有20多次疫病发生在临安府为中心的浙西地区。人口密度过高，有利于孳生疫病，方便疾病的流行。因此在人口密集的地方，卫生预防的意义特别重要。元朝大疫有30多次，已出现一场大疫死90万人的高纪录。

明清疫病的流传达到高峰。明朝发生疫病约180多次，分布在118年。明朝共277年，平均每2.34年中有一年疫病流行，每年发生1.54次疫病。清朝共267年，据《清史稿》记载，出现疫病的年份有134年，而实际清朝流行疫病的年份肯定不止这些。明清时期的大疫病常常跨州跨省流行，对人类生命危害严重。大疫过后，常常出现"死人无算"、"疫死者几半"的情况。

一般来说，一种新疫病刚流行时，由于人们认识不足，往往为害深重。明清时期的鼠疫和霍乱，就是其中最为剧烈的两种。明朝开始爆发的鼠疫，只要人一看见死老鼠，马上就会"人死如坼堵"，最后"人见死鼠如见虎"。（师道南：《死鼠行》）鼠疫严重的地区，一户户人家全部死绝，有的地方一条街巷或一个县城死掉一大半，"巷染户绝"，没死的也早就吓跑了。如山西兴县，崇祯年间流行"天行瘟疫"，早晨发病晚上就会死人，甚至在一夜之内，全家尽死子遗，"百姓惊逃，城为之空"。人与人之间互相戒惧，"病者不敢问，死者不敢吊"。有专家估计，单万历七年至十六年的鼠疫就引起山西、河北500万人的死亡。清朝真性霍乱刚流行时，从陆路、海路两个方向由南至北席卷中国，自云南、广东一直传进京师，"民多骤死，乡村尤甚。其症吐泻转筋，即时毙命，针刺医药百中仅活数人。问疾送验，传染无已，甚有全家俱毙者。"（《昆新两县续修合志》卷51）随着对霍乱认识的加深，人们防备意识的完备，疫病为害就渐渐失去最初狂野的本性。

面对疫病，我们的祖先没有被吓倒，而是众志成城，树立起必胜的信心，开展了前赴后继的抗疫救灾活动。数千年来，他们在灾害面前高昂起头，挺着胸膛，同疫魔进行着殊死的斗争。上至中央和各级地方政府，下至平民百姓，他们同疫病斗争的精神可歌可泣。

历代政府常常会采取一些积极有效的救灾措施，率领人民抗击疫病，如减轻经济负担是政府采取的最普通措施。百姓染上疫病，需要医药救治，再按正常年景向国家交纳赋税，实在是力所不及。因此免税之类减轻农民负担的措施在一定意义上是有利于人民生活的。唐宣宗大中年间，江淮大疫，宣宗令受疫肆虐的淮南、武宁军等方镇辖内，以前拖欠政府的缺额钱物摊派先放免三年，三年以后再行交纳。所有放免的租赋贡物，州县必须在乡村要路一一榜示，使闾阎百姓能全部透彻地了解。

政府编纂颁行简便易用方书，并录于木版石条上，在村坊要路晓示，对疫病防治的作用更为直接有效。宋朝政府大量印行编辑医书，向各州县加以推广，向老百姓传播预防疫病的知识。疫病流行时期，中央政府和地方官员经常采用医药治疗来对抗疫病，政府曾派出医生带了药品到乡村巡视。唐文宗大和六年（832年）春天，长江以南大部分地区流传疫疾，文宗颁诏说："其疫未定处，并委长吏差官巡抚，量给医药，询问救疗之术，各加拯济，事毕条疏奏来。"（《册府元龟》卷144《帝王部·弭灾三》）责成地方官员亲自下乡送药，具体实施情况必须向中央汇报。

切断传染源，对病人进行隔离是最切实有效的一种措施。夏商周时期，隔断传染源以防止疫病继续扩大的思想已经产生。秦汉时期，对凡是感染疫病的病人，有一套检查和隔离措施。云梦秦简《封诊式》中，讲述了里典甲向上级报告，发现本里人丙好像是患疬（即麻风病），于是展开了调查，询问患者本人。接着派医生前去检查，医生根据丙的各种特征进行观察，最后诊断他确是犯了麻风病，于是将患疬病的丙送到疬迁所隔离，再进行医治。说明早在秦代时期，对麻风病的诊断有着一套报告、鉴定、隔离的完整制度，并建立起了传染病的隔离医院。

历代隔离的场所有两种，一为疫病到来后临时性建立的场所。宋神宗熙宁八年（1076年），杭州饥疫并作，染病百姓不计其数。苏轼在杭州建立了很多病坊，"以处疾病之人"，实际是简陋的隔离医院。他招募僧人到各坊进行管理治疗，每天早晚，僧人们按时准备病人的药物和饮食，"无令失时"。另一种是常设的隔离场所。武则天时期，以前由政府出面主办，有专门官员负责的疬人坊，被改称为悲田养病坊。宋徽宗崇宁初年，设立了专门收养病人的安济坊。坊中医者每人都要建立个人的技术档案（手历），医治病人的技术长短处都要记录下来，作为年终考评的主要依据。

除病人外，接触过病人者也要被隔离，因为他们感染上疫病的可能性最大。《晋书·王彪之传》谈到永和末年，疾疫流传，"朝臣家有时疫，染易三人以上者，身虽无病，百日不得入宫。"如果一户人家有三人得同样的传染病，官员们即使无病，只因可能是带菌带病毒者，也要过百日后才能上朝。这种措施，极为科学，它可以把疫病控制在最小范围之内。秦国还曾就外来宾客入城时，对其乘坐的马车要用火熏燎来防止病菌的传播。1894年鼠疫在中国香港、日本出现时，上海随即对所有进口船只上的旅客进行体格检查，凭"免疫通行证"入境，并建立了一些临时性的医院和熏蒸消毒站。

抗击措施及时有效，疫病的为害就可以降到最低的限度。预防隔离措施有力到位，疫病传染源较早切断，疫病流传就能得到有效控制，反复流传的可能性就小。从科学性上说，隔离病人和疫病接触者，是最为简便、有效的抗击疫病方法。

卫生预防，也是抗击疫病的有力措施。夏商周时期，我国已经产生了疫病预防思想。如在《周易》中，一再提到在疫病未发生时，要确立预防疫病发生的思想和在精神上做好准备。《乾卦》的九三爻辞说："终日乾乾，夕惕苦厉（疠），无咎。"意谓处于困难时期，要自强不息，不要像见到疫病一样害怕得不要命，要有坚决战胜疾疫的信心。

为预防疫病发生，人们在个人卫生方面十分注意，在甲骨卜辞中已有个人洗面、洗澡、洗手、洗脚的记录。秦汉时期，人们的认识更为深刻，《续汉书·礼仪志》云："是月上巳，官民皆洁于东流水上，曰洗濯祓除去宿垢疢为大洁。"通过沐浴，搞好个人卫生，驱除疫病流传的可能。饮食卫生是预防疫病的一个重要方面。汉代的《论衡》说："鼠涉饭中，捐而不食。"这符合现代意义上的卫生要求。《金匮要略》也告诫人们："果子落地经宿虫、蚁食之者，人大忌食之。"否则会得疟疾。孙思邈已告诫人们："不要吃生肉，吃动物的肉时一定要煮烂。"动物体内存在着一些病毒，只有烧熟才能杀死。

环境卫生更为人们重视。甲骨卜辞中已表明当时已实行人畜分居，可以使动物身上的疫病尽少可能传给人类。商周时期的人们已知在高亢之地建造房屋居住，因为住在向阳干燥地方有利于太阳光照，干净消毒，限制了疫病病菌的传播。《周礼》中讲到周秦时期已经建立路厕；汉朝我国都市中普遍设立公共厕所，当时称之"都厕"；唐五代时政府专门有管理厕所卫生的官员，城市的卫生设施在世界上处于领先的地位。古人认为，许多传染病是由尘埃中得来的，因此早在秦国就对"弃灰于道者"要判处一定的刑罚，城市的垃圾须按政府的规定处理。一些疫病可以在空气中传播，如鼠疫杆菌经呼吸道排出后可能通过空气飞沫传入他人体内，所以清代吴子存在《鼠疫抉微》中提醒人们要经常洒扫堂房，厨房沟渠要整理清洁，房间窗户要通风透气。疫势危急时，要避开撤走，找个大树下的阴凉当风处居住，近水当风之处最好，千万不要众人拥杂在一起。

三千年来的历史说明，中国是一个勇于并善于抗击疫病的国度，有着战胜各种传染病的传统。当科学技术水平有限，人类对医学的认识刚刚进入起步阶段时，由于人们对疫病的恐惧，防治疫病的希望主要寄托在巫术上，求神祈灵，驱鬼逐邪。随着医学认识的不断推进，人类对疫病认识的深刻，巫术这一无知时代人们认识的产物，只会延迟疫病的治疗，使疫病传播范围更广。今天，随着科学技术的不断进步，只要我们发挥出智慧和潜能，灾难面前临危不惧，弘扬中华民族在抗击疫病中形成的顽强民族精神，我们一定会战胜各种各样的疫病，我们的民族将会不断繁衍生息，发展壮大。

◀ **第一章**

　　自从人类开始出现，疾病就伴随着而来，其中相当一部分是传染性的。在人类社会前进的历史中，随处都可见到疫病折磨我们人类的踪迹，疫病带给千百万普通老百姓巨大而无穷的苦难与悲哀。疫病传染方式的不可捉摸，弥漫在人们心头的全是神秘和恐怖，于是开始了对巫术的崇拜和尊敬。

第一章
CHAPTER 01

疫病与巫术

疫，这一中国古代史书中的常见的名称，就是今天的传染病。它是由各种致病性微生物或病原体引起的传染性疾病。早期的人们对传染病的认识十分有限，无法详细地区分传染病的种类，遂将传染性的疾病统称为疫、疫病。

大约1万年前，人类已逐渐以农业经济取代了渔猎经济，饲养业也逐步发展，从游牧生活走向了定居生活。人类逐渐开始对自己的健康有了要求，对防疫治病有了比较粗浅的认识。

传说中的神农氏时期，人类向文明社会逐步迈进。神农氏带领了他的人民由采集渔猎向农业社会进化，后代《白虎通义》说："古之人民皆食禽兽肉，至于神农，人民众多，禽兽不足，于是神农因天之时，分地之利，制耒耜，教民农作，神而化之，使民立之，故谓之神农。"由于人口开始增多，自然条件已不允许再过游牧生活，于是在神农氏的带领下，人类由生食到熟食，从狩猎进入了农业。众多人口聚居在一起，就很容易遭到疫病的袭击。

如何抗击疫病的传染，成了人类发展历史上的一个十分严峻的问题。有人从社会实践经验中不断总结出原始医学知识，开始进行医药防治疫病。

传说中的神农氏除了"教天下耕种五谷而食之，以省杀生"之外，还"尝味草木，宣药疗疾，救天伤之命"。他"尝百草之滋味，水泉之甘苦，令民知所就避"。神农氏成了传说中医药的创始者，是中国人开始有意识地对自己的健康进行保护的始祖。

传说中的黄帝，也教民治百病。他"咨访岐伯、伯高、少俞之徒，内考五脏六腑，外综经络、血气、色候，参之天地，验之人物，本之性命，穷神极变"，研究医道。后代把他与当时的一些名医如岐伯、雷公等讨论医学的著作，编成《内经》，署名为黄帝所作，称《黄帝内经》。据说黄帝时期有很多名医，在发展医药、预防疾疫等方面有了一定的认识。如黄帝大臣桐君"识草木金石性味，定三品药物"，根据自己对药物的认识编成《药性》四卷。人类对医药认识的进步，表明对疫病治疗从无奈进入了有为的阶段，开始用医药对疫病进行控制。

不过，医药刚刚进入萌芽起步阶段，它的作用毕竟有限，人们对防治疫病的愿望主要寄托在巫术上。

神灵与疫病的联系者——巫医

远古时代，由于生产水平和认识能力的低下，人类对许多自然现象，如对天地、山川、风雨、雷电、霜雪、旱涝及人体生理、疾疫、死亡都无法理解，充满恐惧心理，感到神秘莫测。在当时的语言、思维和推理能力之下，人们试图从当时的认识水平对这些自然现象加以说明和解释，于是出现了对自然界的崇拜和信仰。当时的人们认为宇宙间有一种主宰万物的神灵，人的疾疫生死，都是神的降临，不可抵御。他们企图通过与神的交流来达到心灵的宣泄，来弥补和控制疫病产生出现的无奈痛苦而造成的心理失衡。在这样的认识背景之下，求神祈灵、驱鬼逐邪之类的巫技应运而生，"巫"出现了，人的祛病除疾的原始本能也被染上了神灵的光晕。"巫"充分利用了人类的幻想，自称与神可以相通，能采用某些方法影响自然，改变人的生老病死。稍后，"巫"的发展呈理论化和系统化，有一套完善的咒语、祭祀、祈祷与迷信活动。

上古时期的巫在防治疫疾方面所起作用很大。我国古代巫是活跃于政坛的一个群体，许多巫都是当时传说中帝王的医学大臣。他们是保佑民众、维护人们健康的一批在当时来说属于知识分子的人。传说中古代的巫有巫咸、巫彭、巫妁、巫抵、巫姑、巫礼、巫盼等人。巫咸据古史《世本》记载为帝尧大臣，"以鸿术为尧之医，能祝延人之福，愈人之病"。巫彭据《路史》记载，黄帝曾命他与桐君为百姓治病，"人得以百年"。他们主要以祈祷和诅咒为形式进行"驱鬼"、"逐疫"，同时也辅以医药进行治疗。因为医药水平有限，所以巫的发展是适合了当时的社会需要，巫术成为原始的医疗方法。

《说苑》记载上古有个叫苗父的巫医，"以菅为席，以刍为狗，北面而祝，发十言耳，诸扶而采者，舆而来者，皆平复如故"。这个上古神医通过祈祷、诅咒方式，使前来医病之人恢复了健康。另外还有一个叫俞跗的巫医，"搦脑髓、束盲莫，炊灼九窍而定经络，死人复为生人"。巫的这种以祈祷为主、医药为辅的治疗方法，多少传播了一点卫生知识，给充满恐惧的患病者在精神上带去了莫大的安慰，有利于病情的减轻和身体的自我调节。

巫的出现，是这一时期人们对强大的自然主观能动积极性的发挥。然而巫医靠巫术治疫病，毕竟是无知时代人们认识有限的产物，是很少有可能治好疫病的。宋代朱熹曾经说过："击鼓舞趋，祈禳疾病曰巫医，是则巫觋之徒，不知医药之理者也。"巫毕竟不是后代完全掌握正确医治方法的医，它把主要的心思放在与神沟通上，反而会延迟疫病的快速治疗，举行仪式时众人的集中，会使疫病传播范围更大，为害更甚。

甲骨文中的巫术

占卜习俗历史悠久，内蒙古巴林左旗富河沟门村的富河文化遗址中，就出土有当时占卜所用的鹿类动物的肩胛骨。这些肩胛骨都有烧灼卜骨的痕迹。龙山文化时期占卜十分流行，牛、鹿、猪、羊等肩胛骨做成的卜骨背面都用火烧灼，正面出面裂纹，主持占卜者就会按照烧灼和裂纹情况来预测吉凶。这种祭祀中的占卜方式在甲骨文时期成了最为重要的沟通神灵的手段。

这一时期疫病流行不断。甲骨卜辞中的"疾"字，是以一张床的形象表示的，意指人卧床不起，后来通常指流行病。"疥"常用来表示痒疥类疾疫，指发生疹斑症的传染性发热病。"祸风"常作某某因风致疾，也即后世所谓的伤风，即今天所说的呼吸道传染性疾病。"蛊"字指器皿中有两个虫，人食之入腹，就成为蛊。这个虫大概就是后代血吸虫之类的寄生虫。甲骨文中的"疾年"，指这一年社会上反复出现规模、范围较大的流行疾病，这可以说是中国古代明确记载疫病流行的最早资料。

一旦疫病流行，往往会造成人员的伤亡，因而商周时期的人们采取了许多种方法进行治疗。上古流传下来的巫术盛行不衰，人们治疗的方法主要以巫术治疗为主。由于整个社会崇敬鬼神，发生疫病，人们往往会认为这是上帝肇病，祖宗降咎（人鬼作祟）。在这样的对疫病认识前提下，大家就祭拜鬼神，以求福佑，希望通过祭祀而禳除疫病。

在甲骨文的记载中，商人用祭祀占卜对付疫病，方法主要有这样几种。（甲）祮病。祮，祭也。凡染上疫病之后，就要向祖先举行"祮"祭，在祭祀之中报告病情以祈保佑。（乙）御病。甲骨卜辞中，有用"御"作为祭名的，含有禳除灾祸之义。（丙）祂病。祂，祭名，甲骨卜辞曾云："乎（呼）比（祂）役（疫），正？"即用祂祭致于神，求神停止疫疾的传播。（丁）卫病。卫，也是祭名。通过卫祭，求神保护，以求禳病。当时王室大臣毕身患疟疾，遂向鬼神请求把疫病赶出体内。

夏、商、西周时期，巫术代医，是当时治疗疫病的主要方法。《山海经》中的《大荒西经》述说前代事情时谈到大荒之中，有座灵山，巫咸、巫即、巫盼、巫彭、巫姑、巫真、巫礼、巫抵、巫谢、巫罗等十巫就住在这里，替人治病的"百药"也存放在这里。《海内西经》也说有巫彭、巫抵、巫阳、巫履、巫凡、巫相等巫，"皆操不死之药"。《尚书》载周武王生病时，是周公用巫术的方法向上帝祝祷之后才得以痊愈的。反映了在医学中巫医占据了主导地位，而当疫病出现时自然主要是用巫术的祭祀方法来进行治疗。

除了祭祀以祈求保佑、抵御疾疫外，夏、商、西周时期已知道用药物对付疫病，但在用药前，也要问问上苍是否可行。殷人用大枣治疫病，甲骨卜辞曾说："甲戌卜，贞：有疟，秉枣？"患疟疾以后，卜问用枣子进行治疗是否合适。现代中医认为枣子味甘平，可治心腹邪气，安中养脾。中国历代医学界都认为可用枣治疟，如后代的权威医学著作《本草纲目》认为可用一颗"咒枣"治疟，病人一吃，病马上痊愈。

除占卜外，商周时期也流传祝禁之类的巫术。如当时流行的饕餮等纹饰，就有可能是禁术的一种。禁术是从图腾禁忌发展而来的，被装饰在青铜祭器上，是巫师天地沟通仪式上必须配备的器物。这种野兽张着大口，像要吃什么的样子，有人推测是把死者的彼岸同生者的此岸分隔开的最初象征。这种纹饰也有可能是为了禁怖鬼神的，特别是引起传染病的疫鬼，饕餮张大的嘴巴其实是想吞吃一切魑魅魍魉。

君王求助巫术

凭借巫术治疗疫病的方式在春秋战国的前期仍然盛行。人们头脑中鬼神观念还是相当强烈，凡有疫病发生总认为是鬼神在作祟，于是延请巫医祈祷驱疫。当时医巫还未分离，医还没有完全从卜祝、巫等神职人员中游离出来，形成独立专业，诊断、治疗疫疾依然主要是通过卜辞、巫等采用巫术加医术的方法进行的，一旦疫病流行，无助之下的人们首先想到的还是巫术，就连国王也不会例外。

公元前581年，晋景公梦见自己看到了疫鬼，披发及地，捶胸踊跳，打坏大门及寝门后闯进房间。晋景公醒后，他不是急着找医生查出自己做恶梦的原因，而是先召桑田巫询问。巫术其实与无知是相伴随的，没多久景公病情加重，才不得不请医生治疗。相似的情形在齐国也见到了。公元前522年，齐景公得了疟疾，一年多病未见好转，大怒之下，他怪罪于替他用巫术治病的祝、史。手下人想想这几个巫师功力的确有限，竟打算杀掉他们以事鬼神。

国王如此信巫术，遂将巫术推广到全国各地。有一本记载春秋战国时期事情的《逸周书》说："乡立巫医，具百药，以备疾灾。"在广大的乡村，巫除了祈祷驱逐瘟疫外，有时也兼用药物来治疗，但以巫术形式为主。

战国以后，巫的作用部分减弱，医巫分业，当时有很多医生极力地反对鬼神迷信。名医秦越人每到一地，就大力劝告平民百姓不要相信巫术，提倡要采用医学技术来对付疾病，所以鬼神迷信的影响开始减弱。在《周礼》的记述中，医官形成了独立系统，其职责已包括诊断和治疗。卜、祝、巫的职责已和医分开，属春官类，其治病的作用大大降低，对人们的精神进行麻痹和对瘟疫造成的恐惧心理进行抚慰成了巫们的主要工作。如大卜用龟占卜的内容中，最后一项是"八日瘳",即问病是否能痊愈。大祝"掌六祈以同鬼神示",其工作主要是禳除疠疫。男巫职责是"冬堂赠",即在冬季驱逐疫疾,"春招弭,以除疾病"。医巫分业的趋势,实际上是卜、祝、巫等神职人员在防治疫病上的作用不断下降的过程,医学对巫术逐渐具有压倒的可能。

大傩逐疫

巫术在秦汉并不是防治疫病的唯一方法,但老百姓中仍然流行着巫术治疫,每年都要举行一系列驱赶疫疾的活动。

秦汉时期出现了驱赶瘟疫的伏日之祭。《史记·秦本纪》:"德公二年(前676年)初伏,以狗御蛊。"初伏时,人们要进行祠社活动,还要"磔狗邑四门"。而这个蛊是什么?有人认为"蛊者,热毒恶气为伤害人,故磔狗以御之"。如此来看,蛊也是一种传染病。有人说:"磔,禳也。狗,阳畜也。以狗张磔于郭四门,禳却热毒气也。"杀狗是为了驱赶毒气,伏祭成了汉代的重要祭祀活动之一。

《汉书》载有杨恽的《报会宗书》,说农民劳作很辛苦,"岁时伏腊,烹羊炰羔,斗酒自劳","酒后耳热,仰天拊缶,而呼呜呜"。这天大家都"拂衣而喜,奋褒低卬,顿足起舞"。民间普遍存在着这样的驱疫活动,巫以舞降神,与其他的一些祭器、享牲等配合在一起,想达到驱除致病鬼神的结果，但巫引导了大家又唱又跳，欢天喜地，实际上在远离逐疫的本意。

大傩逐疫的形式盛行于汉代。《礼记·月令》云："命有司大傩，旁磔，出土中，以送寒气。"大傩逐疫的活动秦朝以前其实已经出现。据蔡邕《独断》、应劭《风俗通义》等书记载，汉代人防病驱疫意识非常强烈，把那些使人致病的隐匿性病因当作病魔、害鬼，如相传帝颛顼的三个儿子即疟鬼、魍魉、小鬼。人们常常在每年的十二月岁末时以先腊之夜逐赶它们，"闭户以御凶也"。

《太平御览》卷531引西汉末年出现的《礼纬》谈到颛顼有三个儿子，出生后不久就全逃走了，成为疫鬼。一个居住在长江边上，成为虐鬼；一个居住在若水畔，成为魍魉鬼；一个居住在宫室内的一个角落里，经常吓人，是个小儿鬼。于是国王们常在正岁十二月，让礼官方相氏蒙熊皮，黄金四目，玄衣朱裳，执戈扬盾，带了数百位奴隶及童子，"而时傩以索室，而驱疫鬼。以桃弧苇矢土，鼓且射之，以赤丸五谷播洒之，以除疾殃"。大傩风俗是一种思想上的依赖和信仰，想依靠众人的力量，协力把鬼疫驱走。

大傩风俗十分壮观，《后汉书》说当时皇宫里举行大傩时一般要选拔120名中黄门子弟作为侲子，在宫庭中禁驱赶疫疾。礼官方相氏蒙熊皮，执戈扬盾，威风凛凛。有人扮成十二兽专吃疫鬼。仪式开始，黄门令先上奏说"请逐疫"，于是众侲子齐声恐吓疫鬼道："甲作食凶，肺胃食虎，雄伯食魅，腾简食不祥，揽诸食咎，伯奇食梦，强梁祖明共食磔死寄生，委随食观，错断食巨，穷奇腾根共食蛊。凡使十二神，追恶凶，赫女躯，拉汝干节，解汝肉，抽汝肺肠。汝不急去，后者为粮。"方相氏率领众人在宫内欢呼转圈三次，就手持火炬将疫病送出端门。守在外面的骑兵将火炬接过后，快马扔到洛水中，于是仪式正式完成。

民间也有驱疫大傩仪式。《荆楚风时记》说仪式中一大群人是敲击细腰鼓，头戴假面具，作金刚力士状，蜂拥而前，手舞足蹈，驱赶疾疫。在这种场面下，瘟神只有抱头逃窜的份儿，逐疫的人们胜利了。张衡《东京赋》的记载中，大傩的人们把山泽之神、恶鬼、委蛇、旱鬼、木石之怪、赤疫鬼等一一歼灭干净。

从山东嘉祥县武氏祠出土的汉代石刻《逐傩图》中，我们看到了当时打鬼逐傩的生动场面。尤其引人注目的是画面上还看到虫豸两条，逐傩者手中高举扑虫的工具，并看到人们拿着罐、碗等物挥洒的情景，使我们联想到古代在举行逐疫仪式时，同时还采取除害灭病措施。根据《后汉书》记载，逐疫时还播洒"赤丸、五谷"，借以起到驱虫防疫的作用。据张仲景《金匮要略》记载，赤丸、黄丸是由丹砂、雄黄一类具有一定杀虫效果的药物配成。

逐疫风俗从战国时期出现，较多地表现在出丧驱祟上。

但自秦汉以后，却从出丧风俗中脱颖而出，形成了腊月驱鬼逐疫的特色。每当疫病流行时，人们往往把疫病的原因归之于鬼神的作祟。为了消灾免禳，有的人俯首帖耳拜倒在神灵脚下，为了祈求上帝、祖先的降福或鬼神的宽赦，他们战战兢兢地贡上大批牛、羊等祭品，想通过祈祷或祭祀的方式，乞求获得生存。究其实，无知和恐惧相结合，疫病的肆虐更是畅通无阻。也有一些人采取了骂鬼、驱鬼的方式，玩起了藐视鬼神的游戏。大傩仪式的主体应该说就如上面所述的那样一种游戏，因而这种风俗的流行，表明了人类有战胜疫病的坚强信心，表明了人类热爱生活的美好愿望，有利于人民身体健康，鼓励与疾病作斗争，提倡清洁卫生运动。至魏晋以后，驱傩风俗渐渐向着娱乐方面转化，娱乐成分越来越多。

医药中的巫术成分

很多人认为中国的古代是医巫一体的，后来才渐渐分开，医药从巫术中游离了出来，这是人类认识逐步深入、掌握医药知识越来越多的结果。就像巫术常常用药物替人治病一样，医者制药用药时常常运用巫术的方法去说明许多无法解释的问题，借助于神灵来抬高药效医技。

《左传》记载了这样一件事。一天晋侯得了重病，向秦国求援。秦国派出著名的医师医缓前去治病。医缓在路上时，晋侯做了一个梦。他梦见了两个附在他身体上的鬼。二鬼知道医缓马上要到了，一用药自己就要死掉，遂商量如何逃脱。其中一个鬼说，只要我们居于膏之上，肓之下，他就没法对付我们了。另一个鬼问，为何居于膏之上和肓之下医缓就不能奈何我们？前面那个鬼说，因为我们居于膏之上和肓之下，医缓就没有办法用药，也不能用针灸。二鬼很开心，各居于商量好的地方。医缓到晋国后，诊断了晋侯病情，认为已病入膏肓，无药可救，他无能为力。医缓回国不久，晋侯就病重身亡。从这则故事中，我们可以看到，医药确有一些病是无法医治的，但要解释这种情况，只能借助于神灵鬼怪了，于是良医和巫术并存在这件事情中。

药物的采集本是十分常见的事情，但也被蒙上了巫术的色彩。《金匮要略》中说到治金疮的王不留行散，说是一定要八月八日才能采集，如果其他日子采了药效就不行了。一些阴阳属性明显的药物，采集的时间是规定得更加莫名其妙地严格。如茱萸要九月九日重阳时采，艾一定要五月五日端午时摘。荆楚间人，每年五月五日采艾，做成人的形状，悬挂于门户之上，禳除毒气。也有的在这一天将艾做成老虎形状，有的仅如黑豆般大小。有的人剪纸成小老虎，上面粘上艾叶戴在头上，这样可以卫生逐疫。至于为什么非要在这一天，固然有民俗学上的含义，但更主要的恐怕还是巫术的影响所致。

一些医家提出采集药物时要讲究仪式。如制造朱砂时，先要在静室内焚香斋沐，然后取出朱砂，再用香水沐浴。在这些巫术之下制造的朱砂，人们认为质量最高。合成治疗疹痘的药物时，有七七斋，即在房间内要待上四十九天。究其实，这种疫病很难治愈，使一些人在药物治疗不怎么有效的情况下想靠巫术来帮忙，求得神灵的眷顾。

唐宋以后，象数之学大行，医学上的巫术长行不衰。东汉后期诞生的《蛤蟆针经》谈到的"人神避忌"的方法就明显带有巫术内容。隋唐时的《黄帝蛤蟆经》，是一部十分流行的关于经络针灸的医书。他的第一卷就是蛤兔图，其后就是各种针灸的避忌法。如书中说新月的第一天，月中蛤蟆刚露出头和嘴时，人气行于足少阴的足心处，这天就不能针灸。乌立于日中时不可针灸，如果动针就会使人很容易癫狂。每天对应于玉兔和蛤蟆生出或隐去的人体相应部位的穴位，是严禁用针的，否则一定会造成人体的伤害。像这样的人体和蛤蟆、玉兔相对应的理论，就是巫术在医学上的表现。

此外，当时还有飞腾八法、灵龟八法等，宋朝以后还有子午流注等针法，都是用巫术推演医学的理论，使人看了之后，将信将疑。

尝便与割股

巫术不但渗透在医术中，而且还与民间的孝道交织在一起，使得中国出现了很多令人咋舌的治疗方式。

一种是子女的尝便。疫病流行，这种愚昧的方法不知害死了多少孝子孝女。

南朝庾黔娄为孱陵令，刚任官没多少天，其父庾易在家里得了重病，黔娄听说后，心惊肉跳，全身流汗，当天就弃官逃回家。医生说："你父亲这病到底怎样，还很难说，但只需要尝一尝他的粪便是甜还是苦就知道了。"其父庾易当时得的是急性菌痢，腹泻不止，黔娄就天天拿了他的粪便尝尝是什么味道。当他感到味道变甜且滑溜溜时，十分忧愁。到了晚上，他就向老天祈祷，请求以自己代替其父亲得病。后来，他听到天空中有声音说："你的父亲寿命已尽，不可能再延长了，你的祈祷是真情流露，上天已经知道了，你的仕途政事会很顺利的。"不久其父亲就死了。菌痢流传严重者会不治身亡，但为了尽孝，庾黔娄只能听从医生的吩咐去品尝粪便。今天来看，通过尝便来了解病情是十分不科学的，菌痢是一种易感疾病，粪便中含有大量细菌，如果用口尝的方法去检验，只会将疾病传染给健康人，扩大感染范围。医生无法将病人救活，结果搬出天空中的一个神灵来胡诌一番。

　　尝便习俗因为是一种忠孝之举，备受人们的称赞，被载入史册，千秋传颂。庾黔娄尝便，恐怕是史书记录称颂的第一人。这种习俗到隋唐时期仍然受到人们的津津乐道，许多人效法仿照。有个名叫田翼的人，以对母亲孝顺而著名。田翼的母亲卧床一年有余，田翼每天服侍，换洗床单衣裤，无任何一句怨言。母亲吃好饭后，他才开始吃饭；母亲吃不下饭，他也没有心思下咽。隋文帝开皇中，田翼母亲得了细菌性痢疾，腹泻不止，田翼担心母亲是中了毒药，所以亲自尝便观察母亲的病情。作为封建伦理的楷模，田翼为了母亲而尝便，其实他并不懂母亲得了传染性疫病，粪便的传染性特别强，他的尝便做法实际上是在扩大传染源，对人对己都是十分危险的。

　　田翼尝便之后有什么后果？歌颂忠孝之道的史书在记载上十分讲究技巧："母终，翼一恸而绝。"但剥开史书披在他身上的一层伪装，我们很容易看清事情的真实面貌。其母亲死于痢疾，尝便的田翼紧跟着死去，很有可能并不是悲痛所致，而是感染疫病后的结果。田翼之妻"也不胜哀而死"，我们同样也怀疑是细菌性痢疾后的结果。医学技术的不发达，救不了其母亲，这是时代的局限，但田翼和其妻的死本是可以避免的，然而为了做一个孝顺父母的模范，无知的做法使他们白白地献出了生命。尝便习俗是万万提倡不得的！

由于中国古代大倡孝道，史书上对孝子之举总是记载不绝。元代还有个高唐人孙希贤，母亲得了痢疾，腹泻不止。希贤披阅方书，见到里面有句话说："血温身热者死，血冷身凉者生。"希贤就亲口尝尝其母大便里的血，发现其母拉下的血很热，遂号啕大哭起来，向上天祈祷，希望自己代母亲去死。故事的结尾当然是他的母亲在儿子的孝道感动上天后奇迹般地转好了，孝事父母的人有了一个圆满的好结局。

巫术、医术与孝道相结合的另一种主要方式是孝子割股割肉给疫中的父母吃，这是一种十分残忍的疗法，在唐朝已经出现。唐陈藏器的《本草拾遗》中就有用人肉治病的记载，自此以后，"民间以父母疾，多割股肉而进"。割股的始作俑者今天难以相信的竟是医家。唐朝有个叫王友贞的，母病，医生说只要吃人肉就会变好，"友贞剔股以进，母病愈，诏旌表其门"。医家的鼓动，得到了不明真相的皇帝的旌表，这种巫术变体就一发不可收拾。

元代绍兴山阴有个叫陆思孝的樵夫，平时十分讲究孝道，其母年老得了痢疾，思孝为其请医治疗，很长时间也没有把病治好。听说孝子如果把自己大腿上的肉割下来烧熟了给自己双亲吃，就能治好他们的病，思孝想想也只有这个办法了。一天他睡觉时梦见有神人授给他一个药方，思孝醒后觉得十分不可思议，第二天照方抓药，其母亲服用后竟然好了。史书讲述这个故事，无非是想说亲人得了疫病，人们不应该冷落、抛弃他们，而割股是讲究孝道的至极境界，所以连上苍也被感动了。

医术和巫术观念相结合，治病时要求子女讲究孝道，这种风气形成后，使防治疫病增加了困难。巫术思维指导下的孝子孝女们，很容易感染疫病。

清朝宜兴人贾锡成，其父贾映乾得疫病去世。平时就以孝闻名的贾锡成悲痛不已，天天守在父亲的棺木前，神情痴痴呆呆的。一会儿他伏在棺木上喃喃不休，像与父亲在对话，一会儿在棺木旁躺在地上睡着了，梦中发出欢笑。一觉醒来后，又大哭一场。仅过几天，他也得病了，很明显是感染了父亲的疫病菌。其父死后的第五天，贾锡成也死了，其疾病的症状与其父一模一样。

永平人武烈妻赵氏，平时孝事婆婆，受到大家称赞。一天，武烈得了疫病，病情十分严重，有人说如果用口在病人胸口吸吮，病人如有汗出来，病就会好的，但吸吮的人就会得病。赵氏说："果真是这样的话，我就是死了亦值得。"于是她就用口在武烈胸口用力吸吮起来。但这毕竟是民间传说，并不是有效的治疗方法，最后武烈还是不治身亡，而赵氏也感染了疫病，病情十分危急，幸亏医生的抢救才使她没有白白送掉一命。

巫术的延续，一定程度说是缺乏科学知识所致，人们对疫病的传染性没有足够的认识，同时由于古代伦理道德的影响和提倡，对疫病患者缺乏相应的隔离措施，而孝子、烈女们在封建伦理道德支配下，增加了与病源的接触机会，他们的举动十分危险。他们这样做，一方面自己往往会送掉生命，另一方面又大大增加了疫病的传播面，自己也成为新的传染源。

防治疫病中的巫术活动，使得无知的人们以为有了上苍的帮助，可以救民于水火之中，反而放松了对疫病的警惕，很多人并不知道要通过有效的隔离措施来防止疫病的传播。乾隆时熊品立曾尖锐地指出："一人患病，旁议纷纭，或说鬼称神，求符延咒，延巫数辈，摆设铺张……每见连夜禳求，劳神伤食后而次日家人邻戚辄致病起，此难保其病人之病必不致渐相传染者又其一也。"原始时期巫术中带有医术，对防治疫病起了一些积极的作用，而到了后代巫术带来的无知，却会造成更多的危害。

神化的救疫活动

巫术活动渗透进医疗疫病的过程中，往往将一些救疫活动弄得神乎其神。

明代有个山西人叫任荣云，世代为良医，靠了祖上的阴德救活了很多人。弘治年间，他年六十无疫而终。由于是个好医生，人们都很想念他，于是各种传说也产生了，乡人陈守一年后说曾在河南的陈州市里见到过他，显然人们把任荣云神化了。

任荣云的曾孙任服远继承家业，从很小时起就潜心学医，治病救人。正德四年（1509年），瘟疫大流行。由于这次疫病传染性很强，许多人一接触病人就莫名其妙地死去。因此谁生了病，其亲友都不敢前去探望。任服远由于没有找到有效的办法，心里很是焦急，心想堂堂的名医世家子弟，对疫病束手无策，实在是有愧祖宗，对不起乡邻。一天夜里，他梦中见到了他的曾祖父，曾祖父告诉他："为何不用松黄冈普济消毒方剂，让病人服用？"醒来后，他马上翻检医书，查找到了这个医方，遂依方用药，果然这个药方对疫病很有针对性，病人一吃就好。在这次疫病流行中，任服远前后共救活了数千人。这里，借托了祖宗的神灵，任荣云成了一个神医。

明朝还有个叫尹蓬头的，传说他乘了铁鹤仙去，是一个异人。有一天，一个贵人的女儿得了虚弱的病，形容削瘦，给她看病的医生一个个束手无策，无药可以治愈。病女的母亲十分钟爱自己的女儿，不甘心女儿的病从此就这个样子，打听到尹蓬头是个仙人，就请他去诊视。尹蓬头看后说："你女儿有瘵虫（似是肺吸虫病），是可以医治的。"其母问："请问仙人应该用什么药？"尹蓬头说："药力是没有办法治的，只要她与我睡一夜病就会好的。"病女的母亲相信尹蓬头是个仙人，决无戏言，就将他的话讲给了病女的父亲听。其父大怒曰："这简直是胡说八道，哪里有公侯贵族家的女儿与一个疯疯癫癫的道士同宿的道理？"但当父亲见到女儿病越发严重，已是没法救活的样子，而其母又在边上哭哭啼啼求他，父亲只能同意这样做了。

尹蓬头令人用纸糊成一间小房子，不许留一个孔，里面就放一张床，也不用障幕。他让病女脱光衣服，自己用手摩擦脚跟，当手心火热时，用手抵住女孩的阴部，遂和病女一个头朝东，一个头朝西睡下了。临睡前，他对病女说："如果喉咙中有虫出来，马上叫我。"病女睡不着，整夜不敢合眼，而尹蓬头身体一躺直就鼻息如雷，睡得像死猪似的。天将亮时，病女大叫虫已从口中飞了出来，尹蓬头马上在四处找虫，就是没有发现，断言说："虫可能从什么地方钻了出去。不能除根，它还会害一个人的。"这时病女的奶妈不放心这个疯道士和一个女孩子睡在一间小房子里，偷偷地开了一个小孔在观察这个道士的举动，而这条虫从病女口中出来后就直接飞入了奶妈的腹中。

天亮后，女孩的父母看到自己的女儿气色开始好转，心里十分高兴，而仙人尹蓬头大笑离去。数月后，女孩订婚，找到了一户好人家，而奶妈竟然不治死去。

这是一则神话色彩浓重的医案，治疗上医家们或许已有许多特殊的方法，但为了防止技术外传，或为了抬高自己，故意遮遮盖盖，装神弄鬼，巫术、医术并用，当时的人们无论如何是分不清真假的。

巫师的杰作：关羽制造了瘟疫？

在中国历史上，关羽是位知名度极高的人物，他勇猛无敌。官渡之战前，他被曹操俘虏，受到厚待。为报答曹操，在白马一战中，他充当曹操的先锋，杀了袁绍的大将颜良，被曹操上表封为寿亭侯。然关羽杀颜良的事情到了清代与疫病联系上了。

传说吕城是吴国吕蒙所筑。在吕城河的两岸，有两座当地的神庙。其一是祭祀唐朝汾阳王郭子仪的，另一是祭祀袁绍部将颜良的。为什么要纪念这二人，当地人已讲不清楚什么原因了。但据当地百姓反映，在这两所庙内祈祷，是比较有灵验的。当地有个不成文的规定，方圆15里内，不允许设置一座关帝庙。如果设立了，就会有灾祸出现。

一位县令新上任，他不相信这种言论，恰好当地举行祭祀颜良的集会，县令亲自前去观看。看后，他又令戏子们在当地上演《三国志》中的杂剧。戏开演不久，忽然狂风大作，将搭戏台的芦席棚顶卷上天空，又突然从空中摔了下来，正好落到戏台上，演员被压死、压伤好几个。之后，方圆15里内，瘟疫大流行，人畜死亡不计其数。这位县令也染上了疫病，差一点点将自己的命送掉。

这件带有神话般的事情就是连清代人也将信将疑，纪昀就说："颜良被杀已经很久，有一千多年的时间了，从来没有出现过怪异神灵，为何至今日突然变成了一个神？为何今天突然想要报复？想想天理，恐怕不会这样的。这大概是庙祝巫师们故意把事情讲得神神秘秘，是他们制造出了这些山妖水怪。"

用今天的眼光来看，这个地方肯定流行过一场大瘟疫。瘟疫过后，巫师们就想寻找点理由，认为是颜良发怒显灵的表现，把关羽也牵扯了进去。历史上，关羽总是以正面人物出现，意想不到的是在这里他成了制造瘟疫的罪魁祸首。

◀ 第二章 ▶

　　两汉三国时期的疫病较前代明显增多。随着人口密度的增高和活动地域的扩大，疫病的流传速度比以前更快，感染人数更多，传播范围很广。两晋南北朝社会动荡不稳，民族内迁而引发的争城夺地，互相杀掠，人民生活条件恶化，疫病流行频繁。社会的黑暗和动荡，政权像走马灯似的易手，大家都无暇顾及防治疫病，缺乏有效的应对措施。动乱中的瘟疫，给人民带来了无穷的灾难。

第二章
CHAPTER 02

战争、动乱和瘟疫

两汉三国的疫病大多发生在南方。地理环境是疫病流行比较重要的因素。南方地区湿润而温暖，使传染病病原菌、中间宿主、媒介生物有着较好的生长环境。尤其是岭南地区及西南山区，"地广人稀，饭稻羹鱼"，经济上的开发起步较晚，很多地区处于原始、自然的状态，天气炎热、潮湿，因而疫病的流传是一个比较显著的问题。一般而言，北方人如果到南方去，往往摆脱不了疫病的困扰，诸如疟疾、痢疾、霍乱以及其他的一些肠道传染病在南方都是高发病。

汉朝中原地区的有识志士开始正视这一现象。汉武帝发兵攻打闽越，淮安王在上书中就提出北方士兵是无法适应南方恶劣的自然条件的，"欧泄霍乱之病相随属也，曾未施兵接刃，死伤者必众矣"。

两汉三国的主要疫病大多与对南方的军事行动有关，战争对疫病的流行往往有推波助澜的作用，秦汉时期的疫病传播有很多与行军作战有关。行军作战的部队往往人口相对集中地居住在一起，但卫生条件极差，加上作战时官兵们的精神非常紧张，缺吃少穿，为疫病的流行创造了有利条件。

两晋时期，疫病流行更为频繁，在中国历史上这是比较特殊的。疫情严重空前，主要与当时社会秩序比较混乱有关。如西晋初年，统一全国后，疫病就比较少，但自八王之乱以后，统治涣散，疫病增多。东晋末年，疫病出现的次数明显比东晋初年要增加，政治局势对疫病的流行影响非常大。

疫病频发的一个比较重要原因是少数民族的内迁。十六国时期，各少数民族在向内地迁徙的过程中不断与汉人政权争抢地盘、人口、财富。少数民族上层分子统治下的北方中国，除前秦一度统一外，长期处于分裂割据状态。他们发动了一场又一场争权夺利的战争，使疫病一次又一次出现，人民生活条件恶化，困苦不堪。

南北朝的几次疫病流行，和南朝之间的战争有关。北方人不适应南方气候，各种传染病特别容易侵入他们的身体。北魏明元帝曾想迁都邺城，但考虑到从游牧民族向农业民族刚进化不久，迁都到中原地区，会不适应那里的气候，弄不好感染上疫病，最后只好打消了这个念头。太武帝拓跋焘时期，曾想发兵三万攻打南朝。崔浩不同意发兵，认为北方人不适应南方气候，会身体不适。南朝人只要坚守城池，北朝攻了一段时间，肯定会感染疫病，因而不能轻易地发兵进击。

远征南越的部队大疫

南海龙川令赵佗是秦朝的地方官。秦朝末年，秦二世统治不稳，赵佗按南海令任嚣的计划率兵攻克了桂林、象郡，自称南越武王，割据一隅。汉高祖刘邦登基后，分封诸侯，立赵佗为南越王。南越王北面和长沙王相邻，最初相安无事。吕后掌权，南越王随着实力的增强，开始发兵侵扰长沙王的地盘，一度占领了几个县城，洗劫一空后撤退。这件事令吕后十分恼火，公元前181年7月，吕后决定派大军进攻南越王。这次西汉军队征伐的主将是将军隆虑侯周灶。

西汉大军主要由北方士兵组成，在向南方进发时，十分不习惯南方的潮湿气候，还没有翻过阳山岭，部队里就出现了大疫情。这次疫病的流传来势凶、传播快，使得部队减员严重，人人心理恐惧，怨言蜂起，大大影响了行军的速度。

汉军走走停停，疫病不断。正式交战后，虽然略有小胜，但天暑多雨，部队成天生活在水面上，还没有激战，因疫病而死的士兵已有一大半。结果造成了"亲老涕泣，孤子递号，破家散业，迎尸千里之外，裹骸骨而归，悲哀之气数年不息"。多少士兵家破人亡，对社会安定造成了极大的影响。

北兵南征一年有余，传来吕后去世的消息，朝廷也发生了反吕后的政变。文帝上台，迅即退兵，一场来势汹汹的征伐在疫病的打击下悄然无声地结束了。

汉王朝在这次战斗中没有取得任何实质性的胜利，却是留下了重大的后遗症，使得赵佗从此以后日益骄横，"以兵威边，财物赂遗闽越、西瓯"，形成了一个东西万余里的南越国。

建都在长安的西汉中央政府派出大军征伐岭南，结果得了严重疫病的事实，对以后各帝都有一定影响，给人教训十分深刻。武帝建元二年（前138年），闽越国发兵围攻东瓯，又过三年，闽越又一次发兵攻击南越。消息传到朝廷，年少气盛的汉武帝大怒，决定派遣大行王恢、大司农韩安国率兵前去镇压。

淮南王刘安这时上书极谏，认为发兵远征，必败无疑。除了发兵数千里北方士兵不熟悉南方恶劣的深林丛竹的地势外，南方林中多蝮蛇猛兽，大热天"欧泄霍乱之病"紧跟而来，还没有拿出刀枪开打，就已经有很多人死伤了。"南方暑湿，近夏瘅热，恭露水居，蝮蛇蠹生，疾厉多作，兵未血刃，而病死者什二三。"刘安认为当年的疫病在民间造成的影响极大，"长老至今以为记"，年长者都记忆犹在。即使汉朝发大军将闽越攻克，将所有的人都俘虏，但在疫病面前汉朝的损失实在是得不偿失的。

疫疾助推王莽失败

西汉哀帝崩，年仅九岁的平帝即位，皇太后临朝称制，而实际政权操纵在王莽手里，西汉皇帝变成了傀儡。在王莽掌权时期，由于政局和经济的混乱，疫病的传播十分频繁。某年夏天，北方地区出现大面积的干旱，在今山东地区又出现了蝗灾，青州郡受灾尤其严重，老百姓被迫迁移出世世代代的居住处，流落他乡。在流民中，疾疫流行，死亡现象十分普遍，很多人连葬亲人的钱也没有。平帝不得不下诏赐死者家丧葬费，如果一家之中有六具尸体以上的给葬钱五千，四尸以上给三千，二尸以上给二千。从这样的丧葬费分发方法中，我们可以了解当时因瘟疫而全家死绝的不会仅仅是个别的现象。社会混乱，疾疫也多，人民的生活艰难困苦不堪。

巴蜀西南的少数民族聚居地区，在汉代称为西南夷。由于其地理环境比较恶劣，气候潮湿，疫病很容易流传。早在汉武帝时，曾设犍为郡，立十余县，发巴蜀卒治道。几年以后，由于西南夷数次反汉，因而巴蜀与西南夷的道路被截断，士疲饿馁，遭受令人无法忍受的暑湿，很多士兵有去无回，汉朝派出去的郡县官吏和士兵遭受疫病，死去一大半。

王莽新朝时期，益州附近的蛮夷钩町等聚众反汉，杀益州大尹程隆，王莽遂贬钩町王禹为侯。天凤三年（16年），王莽派遣平蛮将军冯茂征发巴、蜀、犍为三郡士兵前去镇压。部队的军需物资由于路途较远，无法从中原地区直接运过去，只能就地征取。冯茂带了这支数万人的部队在西南崇山峻岭中转战三年，不但没有镇压当地的蛮夷暴动，相反由于士兵们长年露宿在外，疫疾广泛传染，死掉的士兵和军官达到十分之六七，西南地区一片混乱动荡。王莽不得不命令冯茂回到长安，不久将其投进监狱处死。

王莽于心不甘，又派遣始宁将军廉丹与庸部牧史熊大发天水、陇西骑兵以及广汉、巴、蜀、犍为等郡百姓十数万进山与蛮夷作战，后方供需人员达到20万人。起初，由于新朝军队人数众多，打了几次胜仗，钩町被杀数千人。不久，部队进入深山之中，后方的粮运跟不上，士兵在饥饿中奔命，疫疾又重新开始流传。由于西南地区特殊的潮湿气候，部队中缺医少药，对疫病没有多少办法加以控制，所以部队减员情况严重，不到三年，数万士兵死于疫病之中。

班固编《汉书》时，对王莽在西南夷的征战颇有微词。他说新朝大军经战斗死亡和饥疫损失的人员实在太多，到王莽统治的后期，"天下户口减半矣"。假说王莽不发动这场战争，这数万人就不可能因此而得疫病死亡，仍是新朝的生力军，王莽的统治说不定因此还能维持几年。

伏波将军两遇瘟疫

伏波将军马援，是东汉初年名将，为汉光武帝平定天下、巩固统治出生入死，作出了很大的贡献。但马援最后还是在南方的征战途中死于疫病。

建武十八年（42年）春，交趾女子征侧及其妹征贰率领农民起来造反，先后攻占了岭南60余座城市。光武帝看到南方统治不稳，遂遣伏波将军马援率大军20万南征。由于当时汉军有大小战船2000余艘，所以马援命部队缘海而行，开山路千余里，最后镇压了征侧起义。

按说从西汉以来，北方的军队到南方征战，是很不适应潮湿恶劣气候的，弄不好就会染上疫病，但这一次马援的部队在最初的作战中却丝毫无损，这是什么原因？

其实，这次征战前，马援的思想上早已作好了染上疫病的准备。前云阳令、马援的同乡人朱勃在后来上书给光武帝时说："出征交趾，土多瘴气，援与妻子生决，无悔容之心，遂斩灭征侧，克平一州。"看来马援已和妻子作好了不能活着再见面的打算。马援在作战胜利后的庆功宴上，也谈到南方的疫病，他说："我在浪泊、西里地区作战，追寻敌军时，地上是潮湿不堪，空中全是雾茫茫，人分不清东西，还被毒气熏蒸。朝天仰视飞过的群鸢，都中毒后坠入水中。"

然而，汉军毕竟没有染上疫病，战斗力未减弱，究其原因，马援讲是汉军在交趾"常饵薏苡实，用能轻身省欲，以胜瘴气"。薏苡是一种什么东西？原来这是一种一年生或多年生的草本植物，其果子后代称为"药玉米"。吃了这种东西，汉军竟然可以战胜瘴气，仗也打胜了。

战场上偶然发现的一种东西无意中救了很多人的性命，于是马援在撤军回到洛阳时，把救命的薏苡果子满满地载了一车回来，想栽种到北方去。一些人对马援打了胜仗很妒忌，这时看到马援有一车东西运回来，遂以小人之心猜测马援，认为应该是马援在交趾夺回来的财宝。马援死后，有人就上书皇帝说马援回家时带了一车子的"明珠文犀"，说得有模有样。

不过薏苡的作用毕竟是有限的，对有些疫病有疗效，而对有些疫病并没有预防作用。建武二十年（44年）秋天，马援部队回到京师时，在归途中还是爆发了疫病，死亡人数较多，史书记载是十之四五。

建武二十四年（48年），长沙武陵五溪蛮"据其险隘，大寇郡县"，光武帝派武威将军刘威前去征讨，由于不熟悉地势，万人大军全部战没。消息传到洛阳，朝中震动，时年已62岁的马援主动请缨，于是与中郎将马武等率领了从十二郡招募来的士兵及减刑的犯人约4万余人前去征伐。

第二年春季，部队开进蛮夷地区，初战略有小胜。为赶近路争抢时间，马援决定率兵走一条路陡水险的小路。到壶头山时，蛮夷据高守关，队伍行进停止。河水激险，即使乘了船也不能逆水攻上去。尽管这时是三月的天气，但南方的丛林已闷热难受。数天后，驻扎在一起的大军中疫病马上传播开来。由于部队是人群高度聚居的地方，所以连主帅马援也不能例外，感染了疫病。

马援得病后，浑身乏力，实际上已难以控制全局。他令人在山边开挖了一个山洞，住到里面去躲避炎热天气。由于山上的蛮夷占据有利地势，不住地击鼓进攻一番，使马援不得不经常要到前线去察看敌情，但两脚已迈不开步，等于是拖着在走，人摇摇晃晃的。周围的士兵见到主帅如此坚强，一个个都感动得哭出眼泪。

中郎将耿舒，本对马援走这条路线持不同意见。他认为马援到一个地方就停下来几天，这是失利的主要原因。因为部队一停下来，环境恶劣，就会流传疫病，现今果然是如此。他把消息传到京城，光武帝立即派虎贲中郎将梁松乘驿传快速赶到前线，代替马援指挥。梁松赶到时，马援也病情加重，随军的医生束手无策，不久马援去世。东汉政府遂停止征伐，采取招降政策，五溪蛮夷骚乱也趋平静。

一支很有战斗力的部队，在疫病的冲击下，最后只能灰头土脸地班师撤军。

赤壁大战中的疫病

赤壁之战是人所皆知的中国古代一个著名的战役。

建安十三年（208年），曹操初步统一北方后，率兵二十余万南下，孙权和刘备联军五万，共同抵抗。曹兵进到赤壁，小战失利，退驻江北，与孙刘联军隔江对峙。最后孙刘联军用火攻击败曹操水师，周瑜与刘备水陆并进，大破曹军。曹操的兵败赤壁，造成了三分天下，三国鼎立局面的出现。

那么我们要问，既然曹操人多势众，却为何兵败于赤壁呢？在众多的解释中，我们认为有一种重要的观点，即认为是曹军发生了大疫，部队战斗力大大下降，最后导致了失败，不应该被忽略。

《三国志·魏志·武帝纪》对赤壁之战中的疫疾作了详尽描述："曹公至赤壁，与刘备初战不利。这个时候部队中出现了大疫，吏士死掉了很多人，于是决定撤军退兵。刘备遂乘机占有了荆州江南各郡。"在《三国志》中还有一则记述，是曹操给孙权的书信，曹操说："赤壁之役，恰好我军碰到了疾病，为减少人员的伤亡，我自己下令烧船撤退，这样横使周瑜虚获此名，好像是他打了大胜仗。"曹操说火是他下令自己人放的，放火烧船的原因在于恰巧部队遭到了疾病的袭击，人们传说的吴蜀联军战败曹军的讲法曹操是不承认的。

《三国志》《资治通鉴》等史料对曹军中发生大疫还有很多记载。如有一条资料说："孙权派遣周瑜和程普等与刘备并力抗击曹操，两军在赤壁遭遇。当时曹军兵众已有疾病流行，当战争一打，曹操中很多人无力举刀，曹操遂决定马上撤退。"

另有一条资料说："建安十四年春三月，曹军进至谯，开始制作轻舟，训练水军。之后曹操曾下令说：'近来，我们的军队多次作战征伐，很容易碰上疫气，许多吏士死亡不归，家室怨旷，百姓流离，这难道是我感到很快乐吗？这是没有办法的事情啊。'"

将曹操的说法进行推理，赤壁之战所以失败，不是吴蜀联军战法得当，而完全在于疫病流行使曹军不战自败。历史资料上说这是一场大疫，应该不是平常的风寒感冒之类的小毛病，因为这场大疫的结果不光只有几个病号，还有许多死者；曹军中得病的不是个别人，而是大部分；不光士卒死了，还包括文武官员。

这场大疫涉及面十分广泛，就连前来增援的部队也被殃及。《三国志》记载说："建安十三年，孙权率军围困合肥。当时魏国大军都到前线去了，在征伐荆州时，整支部队遭遇到了疾疫。曹操派遣张喜率领千余骑兵，率领汝南兵去解合肥围。这支增援部队走到半路上，也有很多人染到了疾疫。"这是一次传染力较强的疫病流行。

曹军兵败赤壁的原因是众多的，但其中极为重要的一个因素是这场大疫极大程度地削弱了军队的战斗力，这是一个无可争议的事实。

在曹军中发生的大疫究竟是什么疾病？

限于当时医学科学水平，究竟是什么病没有具体文字留下来。但近年来有一些学者根据流行病学理论，对当时发生疾病的种类进行了推测。

有人说是急性血吸虫病流行。这种观点认为马王堆西汉墓发现的女尸肠壁和肝脏组织中已有血吸虫虫卵，这可以说明血吸虫病在我国的流行已有悠久的历史了。西汉女尸这样的贵族家属都得了血吸虫病，看来这病在长江流域是十分普遍的。地外长江中游的赤壁战场是血吸虫病严重流行区，即使在近年来的调查中，当地居民感染率也极高，洞庭湖区域很多县居民感染率超过总人数的一半，个别县达到67.6%。

赤壁之战时间与血吸虫易感季节相符。赤壁之战进行在冬天，但是转移、训练水军却是在秋天，恰是血吸虫病的易感季节。血吸虫感染后不是马上就发生极严重的症状，虫体要在宿主体内经过一个月以上发育后才出现典型的急性期症状。而曹军在赤壁之战时被血吸虫感染时间、潜伏期与发病时间的关系及危害是相符的，即在秋天感染后陆续发病，至冬天在赤壁决战时已是疲病交加，软弱到不堪一击的地步了。

对血吸虫病的免疫力和适应性曹军明显不如孙、刘两军。曹军新进入疫区，对血吸虫特别易感，感染后易于发病，发病时症状也分外严重，大多数是以高热、腹泻、肝肿大、疼痛为主要表现的急性血吸虫病，此类患者在当时条件下很容易死亡。相反，那些在疫区内长期生活，并经常接触疫水的孙、刘两军兵马，虽然也经常感染血吸虫病，但多数是患慢性血吸虫病，急性期早已过去，特别严重者早已死亡，与急性患者相比，这些人在行军、作战能力上都是比较强的。这一点也与赤壁之战的两军战斗力实际相符。

也有人认为血吸虫病打垮一支部队的可能性很小，推测当时流行的是疟疾。因为疟疾是一种古老的疾病，传播季节长，自4月开始，直至10月，共有七个月。传播媒介是各种蚊子。疟疾是长江流域的常见病，有时还会爆发流行。曹军经豫南越过桐柏山脉，遍走武当山、荆山，进入江汉平原和湖沼地区，都是处在疟疾传播季节。曹操当时实行快速急行军，所以官兵疲乏，抵抗力极差。进入湖北后很有可能感染疟疾，经反复传播在军中造成流行，终致有的人病重，有的人死亡。疟疾基本是全国普遍性疾病，河南人、湖北人、四川人对疟疾都易感染，军中一遇，相互传播，容易引起大规模流行，导致军事上的失败。

也有人认为曹军得的是斑疹伤寒。张仲景在《伤寒杂病论序》中说："我的宗族人数很多，一向有二百多人。建安纪年以来，到现在还不满十年，得病死亡的已经达到三分之二，其中得伤寒的人十居其七。"可见在赤壁之战的前几年，伤寒病在荆襄临近的南阳等地流行，病死率很高。在《伤寒论》中，张仲景曾谈及阳毒有"斑斑如锦纹"，后人怀疑这可能是斑疹伤寒。如果确是这个病，再结合史料上提及的建安初期中原军阀混战时，有的军队虱虮很严重，那么这个在人类历史上流行很广，被称之为"战争热"、"饥荒热"的虱媒传染病，在东汉末年战乱、饥荒频繁的时代也有可能出现。

斑疹伤寒一般发病于寒冷地区或寒冷季节，冬春是高发期，过度疲、全身抵抗力下降时最容易得这个病。一旦发病，病人有高热、寒战、昏迷，皮肤上出现斑丘疹等症状。虽然曹军士兵发病的症状古书上没有记载，但发病时间却非常吻合。曹军的赤壁之战和张喜所部的疾疫从时间上说正好在冬春时候，且多是北方人，因军需之故，与北方联系密切，发生此病流行的条件和可能极大。

虽然以上各种说法都是后代的专家学者们进行的推测，今天仍然无法确定到底是哪一种疫病，但有一点是可以确定的，在赤壁之战中曹军发生的疾疫，是中国当时一种十分可怕、凶猛的传染病中的一次局部性流行，它直接导致了曹军战争的失利。

建安二十二年大疫

建安二十二年（217年），曹操派出大军征伐吴国，率军远征的是司马朗、夏侯惇、臧霸等将领。

当部队开拔到居巢时，出现了意想不到的疫情，众多官兵染病不起，部队被迫驻扎下来。时为兖州刺史的司马朗亲自到伤员中巡视，并为他们端药送水，不料自己也感染上了疫疾，很快就去世了。临死前，他对手下将士说："刺史我身蒙国家厚恩，督军万里，却没有取得点滴微功。现在我遭此疫疠，知道已不能救治，辜负了国家的厚恩。当我身没之后，盖在我身上的只要布衣幅巾，穿一身单衣单裤就可以了，大家不要违背我的意愿。"知道自己所得传染病无法治疗，出师未捷身先死，但又十分的无奈。听了他凄惨的话，众官兵潸然泪下，这的确是十分悲壮可叹。

东汉末年，政治黑暗，兵戈扰攘，天下乱离，军阀们割据一方，连年混战，百姓弃业，都市田庄多成荒野，人民颠沛流离，饥寒困顿。各地连续爆发瘟疫，尤其是洛阳、南阳、会稽等地疫情最为严重。汉献帝建安年间，一次又一次的瘟疫流传，使得劳动人民的生活悲惨不堪。赤壁大战后的次年，曹操军驻扎在合肥，回忆自己曾受疫病之累，他说道："近年以来，我的部队屡次出征，常常遇到疫气，官兵们病死在外，无法再回到自己的家，因此家家户户都有怨旷之情，百姓生活流离失所。"这实际上仅是针对建安前期疫情所说的话，但曹操料不到的是建安二十二年发生的这场全国性大疫病，给人民生活带来的痛苦比以前的疫病不知大多少倍。

《后汉书·献帝本纪》上仅是简单地谈到这一年发生大疫，至于这次大疫为害怎样，并没有交代，不过我们凭保存在《太平御览》中曹植的《说疫气》一文，足可对这次大疫有详细的了解。曹植说："建安二十二年，疠气流行，家家有僵尸之痛，室室有号泣之哀。有的人家阖门殪尽，有的一个宗族全部丧命。一些人以为疫病是鬼神作的孽，所以得病的人全部是被褐茹藿的粗人，住在荆室蓬户中的穷人。至于殿处鼎食之家，重貂累蓐之门中的富人，得病的人很少。其实这是阴阳失位，寒暑错时，才出现疫病。发生疫情后，无知的百姓悬挂符咒加以驱赶，这是十分可笑的。"疫病为害之惨烈难以想象。

当时许多地方连棺材都卖空了，悲泣声弥漫四周，疫病才不管你是富人还是穷人，一样都要传染。贫苦百姓无钱来埋葬家人，所以处处都呈现出这样的一幅景象："出门无所见，白骨蔽平原"，"白骨露于野，千里无鸡鸣"。

这场大疫，根据医圣张仲景在《伤寒论》中的判断，是伤寒病的感染。但近代医史专家们的研究认为，倘若是伤寒或流感，人民不可能死亡得那么快、那么多，所以推断有可能是肺鼠疫。

这场大疫不仅仅在军队中流行，地方所受的苦难也十分深重。在颍川，新上任的太守刚到官不久，疫病就弥漫开了，老百姓死掉的不计其数。在官府中上班的掾吏死掉了一大半，太守连升堂办公的人数也凑不齐。雪上加霜的是，这位太守的夫人及儿子都不幸染上了瘟疫，只能想方设法求当时隐居在嵩山的方术道人刘根治病。

瘟疫不单单在地方上流行，在曹魏的政治中心许昌也造成了较大的危害。著名的"建安七子"中，有四人是在这次疫病中去世的。当时是太子的魏文帝曹丕在第二年给吴质的书信中，谈到他们几个人时说："亲故多罗其灾，徐、陈、应、刘一时俱逝。"对亲戚们和徐干、陈琳、刘桢等人的不幸去世，十分伤心。

建安二十二年的这场大灾难，给社会经济和人民生活带来了极大的破坏。次年四月曹操在一份诏令中说："去年冬季，天降疫疠，民有凋伤，部队出兵作战在外，垦田损失很多，吾十分担忧。"说明疫病流传带来的灾难是空前性的。

诸葛亮遇到的疫疾

刘备、诸葛亮入蜀后，南中四郡并不愿接受蜀汉的统治，也不向蜀汉政权纳税服徭役。益州郡（郡治滇池，今云南晋宁县东）大姓雍闿、孟获等反蜀力量集结起来，威胁着蜀汉的后方。刘禅立后，诸葛亮趁与东吴通好之际，打算举兵南进。他不但想解除蜀汉后方的威胁，还想掠夺南中物资来充实蜀汉军事力量。

南中地区夏秋季炎热，雨量多，湿度高，很适合蚊虫的生长与疟原虫在蚊体内繁殖，是瘴气高发地区，因此丞相长史王连向诸葛亮上谏道："南中是不毛之地，疫疠之乡，不应该以一国所望，冒险而行。"然诸葛亮不听劝谏，决定南征。

公元225年春，诸葛亮亲率大军举行南征。大军分三路，分别向南挺进。这年五月，诸葛亮亲自率领的西路主力渡过金沙江（泸水），进入今云南地区。潮湿的山区，军队中感染疟疾而死亡的人难计其数。

宋代《太平寰宇记》说："泸水出蕃中，入黔府，历群界，出播州。至此有泸津关，关上有石崖，高二千丈。"书中认为这里一年四季都很容易感染瘴气，如果三四月间发病，马上就会无法医治而死掉。如果不是三四月份得病，一般人多会既闷又吐，只有五月上旬得病的人才没有这种症候。所以诸葛亮选择了五月渡过泸水，他的上疏中有句为"五月渡泸，深入不毛"，其实是选择了最佳时期。

在一本叫《云南志略》的书中，有一首诗对诸葛亮南征遇疟疾作了详细描绘："雨中夜渡金沙江，五月渡泸即此地。三月头来九月末，烟瘴拍天如雾起。"五月渡江正值疟疾流行季节，因而士兵染疟者不少。《三国演义》描写了蜀军染疫的惨景："夜夜只闻水边鬼哭神号，自黄昏直至天明，瘴烟之内，阴魂无数。"这样的形容虽然有迷信的成分在内，但足可以看到当时士兵因感染疟疾而死亡的悲惨痛苦。

诸葛亮南征虽遇疟疾，但并没有改变军事计划。到秋天，南中四郡悉被平服，十二月即回到成都。

匈奴人与疫病

北方的游牧民族匈奴，相对于汉人来说，他们的居住地人口密度比较低，疫病流行的可能性不大。但由于北方气候恶劣，居住条件简陋，匈奴地区在汉代时曾发生过几次疫病。

如汉光武帝建武二十二年（46年），南匈奴地区就曾爆发过一次十分严重的疫病。由于连续数年的干旱和蝗灾，土地被太阳晒得裂开了缝，放眼望去，千里大地冒着白烟，草木全部枯死，牲畜和人无东西可果腹。这时，在牲畜和人群中又流传开了疫病，"死耗大半"。面对如此严峻的形势，单于十分害怕东汉政府乘其疫病肆虐之际发兵进攻，迅速派使者到渔阳请求和亲。而与此同时，光武帝见到匈奴饥疫严重，的确也曾想乘机向匈奴发动进攻。他与臧宫商量，臧宫说只要带五千骑兵就可以把匈奴灭掉，但汉光武帝难以下最后的决心。

建武二十七年，匈奴境内疫病的流行仍未好转，臧宫与杨虚侯马武上书说："虏今人畜疫死，旱蝗赤地，疫困之力，不当中国一郡。"两人请求光武帝发大军围剿匈奴，并请高句丽、乌桓、鲜卑等少数民族从左边向匈奴进击，河西四郡、天水、陇西羌胡从右边策应。然光武帝最后没有答应下来，因为他认为传来的匈奴消息可能不是最准确，"北狄尚强，边境上传闻来的消息，常常是失实的"。这样东汉政府失去了一次"乘人之危"的大好战略机会。

五胡乱华时期，一部分少数民族到中原地区建立起了政权，匈奴中的一部也是如此。公元318年，灭掉西晋王朝、建立汉国的匈奴贵族刘聪病死，其族弟刘曜在长安自立为皇帝，迁都长安，改国号曰赵（前赵）。刘曜统治时期，关中连年大疫，民不聊生。

上台后的刘曜对外积极进行军事扩张，发兵进攻陈仓，遭到晋国将军李矩的袭击，左中郎将宋始等向石勒投降。于是，刘曜重新调整军事部署，提拔新的军事统帅，他任命大将军、广平王刘岳为征东大将军，向占领洛阳的石勒发动进攻。兵马开拔至半路上，"会三军疫甚，岳遂屯渑池"。疫病的流行，使部队无法再向前行进，不得不驻扎下来，观察疫病的发展情况。由于石勒兵势强盛，刘曜将军尹安等不战而降，缺乏战斗力的部队士气低落，无奈之下班师退回关中。一场疫病的流行，使得一次军阀混战还未开战就宣告结束。

公元322年，刘曜亲征氐羌，仇池人杨难敌率众殊死抵抗。两军接触，前赵军队略有小胜。但意想不到的是，一场灾难性的大疫降落到了前赵军队中，一时间闹得人心慌慌。这场大疫涉及面多宽，到底死了多少人，今天很难查清楚，但影响是极其严重的。因为这时的刘曜也"寝疾"了，估计有可能是感染了疫病。皇帝也病倒了，前赵军队怎会有心恋战？将军们面对一个个病倒的士兵一筹莫展，遂"议欲班师"，草草地结束战斗。他们又恐怕杨难敌在赵军撤退过程中趁机偷袭，只能无奈地派出使者与杨难敌修好。无情的疫病使得一场无情的民族之间的争斗早早地了结了。

疫病不仅仅在军队中流行，刘曜的整个统治区内疫病时不时爆发。由于统治的黑暗和腐败，遭受疫病困扰的人民在痛苦的生活中煎熬着。刘曜父亲和其妻羊氏死了，就着手兴筑永垣陵和显陵。这两个陵墓是在平地上累土为坟，周长约有二里左右，土方工作量大得惊人。由于刘曜规定的时间十分紧张，因而堆土建筑是夜以继日地进行，"作者继以脂烛"，服役者"怨呼之声盈于道路"。刘曜又派广平王刘岳帅骑兵一万多人到太原将自己父亲及弟弟刘晖的灵柩迎回长安，队伍浩浩荡荡，劳财伤民。关中地区在如此无休止的劳作困扰下，疫病再次大范围流行。《晋书》说："疫气大行，死者十三四"，虽然没有明确地说清到底死了多少人，但绝对是成千上万。

北魏军队的两场大疫

南北朝互相对峙局面的出现，其实是以国家实力为基础的。双方曾进行过一些战争，但最终还是保持了均衡的态势。当时北魏军队有多次南侵的军事行动，但北方人不适应南方的自然环境，最终只能撤出战斗。

南朝宋武帝永初三年（422年），北魏军队大举南侵，与刘宋军队在河南、山东一带发生激战。由于不适应南方的气候，部队中疫疾流行。这年十月，数万魏军向南朝发动了大规模的进攻，十二月包围了虎牢。刘宋王朝迅即令南兖州刺史檀道济监征讨诸军事，与王仲德等一起前去援助虎牢守军。刘宋戍守虎牢的指挥官是司州刺史毛德祖，他指挥的一千多守城士兵殊死抵抗，与魏奚斤、公孙表等激战二百余日。

宋少帝景平元年（423年）初春，北魏不断增兵，数量达到三万多人，凭着人数上的优势，战争朝魏军有利的方向发展，勇敢的宋兵战死的越来越多，最后没剩多少人了。四月二十一日，北魏挖地道一度进入城内。

由于长期作战，魏军暴露在野外，缺少卫生防护，部队中出现了疫病，而且很快流行开来。这次疫病，对北魏军队影响很大，医治后仍不能挽救生命的士兵达十之二三。士兵们得病后的症状也很奇怪，会出现身体十分干燥的情况，受刀枪伤者竟然会流不出血。考虑到如果再拖时日，染疫人数肯定会更多，伤亡更大，所以北魏军队硬着头皮发动了猛烈的攻势。在人数上占有绝对优势的情况下，终于攻克了虎牢，毛德祖及守城的东晋士兵全部被俘。

与此同时，北魏军也向东阳城发动了进攻，守城的南朝将领是青州刺史竺夔。东阳北城被攻破后，竺夔在城内凿了一条地道，向南直通渑水涧作为退路。

北魏将领叔孙建将东阳城团团包围，但又不敢发动最后的突破，害怕硬攻士兵死亡太多。刁雍招募了五千义兵请求入城，说："此城实际上已经攻克，在适当的时候应该进去了，再不派部队进城，恐怕里面的敌人要全部逃光了。如果你担心攻城会增加官兵伤亡人数，现在请求你准许我带了义兵先冲进去。"叔孙建没有接受刁雍的意见，回答说："士兵不适应这里的水土，现在已有过半的人得了疫病，若相持不下，士兵们会全部死尽的。"从叔孙建的话中可知当时的魏军中疫病的流传相当普遍，官兵们普遍不服水土，因而战斗力大减。

这时，东晋的援军在檀道济率领下已经前来，叔孙建思考再三决定不再向东阳发动进攻，"今不损大军，安全而返，计之上也"。于是，已受疫病之苦的北魏军队放弃了东阳城，撤退而回。

北魏南侵部队感染疫病现象出现过多次，常对战局带来较大影响。元嘉二十七年（450年），北魏太武帝拓跋焘率领60万大军南侵。刘宋针锋相对，出动大军分水陆数路北伐，其主力在王玄谟统率下进攻滑台，为魏军主力击败。刘宋另一支偏军由柳元景率领，出熊耳山，连克弘农、陕县，进军潼关，双方互有胜负。

不久，魏军渡淮直趋瓜步，准备过江攻建康。刘宋进行了全民动员，"丹阳统内，尽户发丁"，沿江五郡的丁壮集结到广陵，沿淮三郡的丁壮集结到盱眙城，自采石至于暨阳六七百里陈舰列兵，建立了巩固的防线。到了长江边上的魏军，一看形势不对，遂撤退北返，归途中到达盱眙，于是悉力攻城，打算回去前捞上一把。

令魏军意想不到的是，在这里他们遭到了宋军的殊死抵抗，杀伤万计，"死者与城平"，前后大战三十多日，伤亡惨重。其时魏军将士难以适应江淮流域的潮湿气候的短处又显露出来，疫病开始蔓延，死者甚众，拉肚子、头痛发热的现象日益增多，许多士兵无力参加战斗，部队作战能力削弱，参战兵力越来越少，攻城战越打越不顺手。加上其时宋军攻克彭城，切断了魏军的归路，拓跋焘感到这场战争难以打赢，遂带了部队撤围遁走，魏军的一场大疫终于阻止了他们对盱眙城的进攻。

南朝郢城大疫

南朝萧齐东昏侯统治时期，政事腐败，杀戮无辜，王室方镇间不断倾轧、残杀，齐宗室雍州刺史萧衍乘机举兵向阙。永元三年（501年）三月，萧衍在江陵立萧宝融为帝，自己都督征讨诸军事，自襄阳出兵，向东昏侯萧宝卷的军队发动进攻。四月，萧衍命王茂、萧颖达等进逼郢城，而东昏侯派宁朔将军吴子阳等十三军救郢州，两军在巴口对峙。

萧衍大军采取的策略是将郢城包围起来而不急着进攻，在城外消灭前来的增援军队。至七月，王茂帅军在加湖（今湖北黄陂县东南）击败了东昏侯的援军，于是缩小了对郢城的包围。不久发动进攻，吴子阳一战大败，"众溺于江"，守城将领程茂、薛元嗣相继请降。

在这长达数月的郢城包围战中，齐国的守城部队与老百姓遭受了难以想象的惨烈之苦。当时在城内的官兵和百姓约有十余万人，日常的粮食、衣服奇缺，使他们连简单的生活需求也难以满足，城内的卫生环境由于战争更难以保证。城被围不久，疫疾就流传开来。由于缺医少药，对付疫疾的简单措施也无法实施。城内所有的向外通道都被萧衍军切断，根本无法逃出去，所以人们只能无奈地面对疫病。

等到城攻破时，"疾疫流肿死者十七八"，估计死掉了七八万人。倘说郢城齐军是被萧衍军击败的，倒还不如说是为疾疫征服的。疾疫流行时期，城内人口密度较高，城池范围不大，空地不多，所以大量人员死了以后连埋尸的地方都没有。萧衍军进城时，只见死去人的尸体被堆积在床底下，而活着的人睡在他们上面的床上，每间屋子里都是这样的情况。如此恶劣的卫生状况，为病菌的多次重复传染提供了十分有利的条件，因而郢城内因疫而死的数量是十分大的。

萧衍在不久之后批评东昏侯政事时说："流离寒暑，继以疫疠，转死沟渠，曾莫救恤，朽肉枯骸，乌鸢是厌。"这的确是当时军阀混战时期所发生的疾疫灾情的真实写照。但把形成灾疫的原因单方面地推给东昏侯，显然是不甚恰当的，因为疫灾出现和萧衍的战术战略是大有关联的。

郢城被萧衍大军攻占后，城中疫后惨象令人难忘。当时韦睿被任命为江夏太守、行郢府事，进城后最迫切要做的事情就是掩埋死尸。《梁书》说他进城后十分关心百姓的生活，想尽了一切办法，于是死者得以埋葬，生者回到居处，重新开业，百姓很感激他。

萧衍也对造成这么多人疫死，深感不好意思，当城门打开后，他"并加隐恤"，下令给所有的死者一口棺材，让其速速入土。鄱阳王萧恢这时也跟着进入郢城，见到城内疾疫死者很多，还来不及藏殡，心中感到不安，也协助韦睿一起处理疫尸："及恢下车，遽命埋掩。又遣四使巡行州部，境内大治。"

迅速掩埋传染源，预防反复传染，是当时战后恢复社会秩序的首要工作。政乱造成的南朝郢城大疫，影响深重，为害惨烈。

侯景之乱造成的疫情

侯景是北魏怀朔镇中已同化于鲜卑的羯族人，曾依附于高欢，为东魏的吏部尚书、司空、司徒，将兵十万专制河南，是高欢的得力助手。高欢死，他以河南十三州之地降于西魏，后又投降南朝梁武帝。梁武帝想利用侯景的力量统一中原，不料寒山堰一战，梁军主力为东魏大败，转而又与东魏商谈和议。侯景感到自己最终要被梁武帝出卖，遂于太清二年（548年）八月在寿阳（今安徽寿县）举兵叛变，引兵直驱长江。十月二十二日，侯景渡过长江，两天后至秦淮河南岸，指挥部队将台城包围了起来。

台城被围后，城外援军在邵陵王萧纶等率领下，在建康城周围集结了二三十万大军。侯景得到消息，就提出和梁武帝谈判讲和。不久，侯景发现号称有百万之众的城外援军号令不一，众将领大都是屯兵不战，竞相抢掠，各自心怀鬼胎，根本没有勤王的意思。再加上他得到了准确的情报，被围的建康城内已有大疾疫流行，所以对谈判三心二意。

最初城被围时，城内有男女十余万，能上阵作战的士兵约三万人。一月后城内疫病大流行，转相感染，死亡不计其数。至后来，能够守城作战的仅两三千人，即使这些人也是老弱病残，勉强登上城墙而已。疫病之后，一眼望出去，只见到处都是死人，"横尸满路，无人埋瘗，臭气熏数里，烂汁满沟渠"。一场大疫的结果，使城内"死者大半"，伤亡惨重。侯景认为到时人们受不了，肯定会有人呼应他出来投降的，所以决定不再撤围了。这样至太清三年三月，侯景围建康长达一百三十多天，建康城内各类疫病泛滥成灾，其惨象难以用文字来形容。

与建康城内疫病流行的同时，攻城的侯景军队也逃脱不了疫病的侵袭。两军将士一交手，疫病也就传了过去。其时萧衍领军将军王僧辩率舟师万人增援建康，与侯景互相对峙。侯景将王僧辩团团围住，筑了一座土山，居高临下昼夜不断地进攻。王僧辩"坚壁拒之"，侯景久攻不下。潜伏期一过，军队中就爆发了疾疫，"死伤大半"。直到建康为侯景攻破，侯景才将舟师接收过去，王僧辩等将领才退回到江陵。

侯景围建康时，将指挥部设在太阳门，终日开宴喝酒，不管军政，将士有功，不加褒奖，疫疠一天比一天严重，也不加关心，引起士兵们的不满和愤怒。侯景军内疫病的广泛流传，对部队的战斗力必定有较大影响。

当侯景进入建康城时，城内染疫者大量死亡。由于死亡人数实在太多，加上战事吃紧，城中积尸，来不及埋瘗，有很多尸体未加任何消毒处理。病死的人有很多还来不及举行大敛，更不用说能睡进棺材。还有很多人得了疾病后卧床不起，病情严重，奄奄一息，侯景遂下令将危重的病人和尸体堆积在一起，放火焚烧，病人的号哭之声悲哀凄惨，被烧的尸体臭气十余里外就能闻到。其时尚书外兵郎鲍正也感染了疫病，病情已是十分危急，侯景的士兵强行将他拖拉出去，扔进火里焚烧。只见鲍正痛苦地在火里挣扎，"宛转火中，久而方绝"，令人不寒而栗。

侯景之乱是造成这次疫病流行的罪魁祸首。战争、动乱和疫病，使人民生活艰难困苦，给国家带来了深重的灾难。

动乱中的疟疾

国家动乱，统治者就没有多少心思去预防疫病，任凭它自由泛滥。这一时期疟疾从南方一直流行肆虐到长江流域，得病者众多，未见政府有任何具体的防治措施。

魏晋南北朝时期，南方和西北边远地区疟疾流行普遍。郦道元《水经注》谈到云南地区疟疾时，说："贲古县（今云南蒙自、个旧一带）水广百余步，深十丈，有瘴气。永昌禁水旁，瘴气特别邪恶，恶气中有物，不见其形。恶气发作时发出一种声音，树木如果中气就会折断，人中气就要死掉，名曰鬼弹。只有十一二月时勉强可以渡河，正月至十月如果渡河，没有不伤害人的。"这里他认为十一二月勉强可渡，是指冬季蚊虫冬眠，所以可以过河，不太会感染疫病。郦道元认识到了澜沧江两岸谷地疟疾流行是十分可怕的，他又指出在东里、木邦之间，山区里全多是瘴气。这儿说的东里有大东里、小东里之分，大东里在今越南北部，而小东里仍在滇南，木邦现在缅甸境内，这几个地区都在澜沧江的下游，是疟疾的高发区。常璩的《华阳国志》也说："兴古郡存在着瘴气。"兴古郡在今云南曲靖以南南盘江下游和红河下游一带。嵇含《南方草木状》说："芒茅枯时，瘴疫就大发作，交趾两广都是这样的，当地的土人称为黄茅瘴。"

西南地区的疟疾流行最为多见。西晋时期，南方瘴疫频发，北方人连到南方做官任职也不敢。《晋书·吴隐之传》："广州包带山海，是出产珍异宝贝的地方，一筐的宝贝，可以养人数世，但这个地方多瘴疫，人们十分害怕。只有贫穷到不能自立的人，才请求补个长史，所以广州前后刺史皆都是贪黩财货的。"也就是说，只有那些连死都不怕的穷光蛋才敢到南方做官。

越州（今广西合浦县东北）历来就是瘴气高发区，汉代以来，越州、交州的刺史每年炎热季节就到高亢干燥处以躲避疟疾感染。到南朝萧齐时，越州瘴气依旧流行，而当时的刺史只管军事戎马，并不以防治疟疾作为自己的职责。

梁武帝天监中，殷钧任明威将军、临川内史。临川郡（今江西南城县东南）山区疟疾盛行，每年暑天疟疾都要大爆发。殷钧在位期间，疟疾有数年没有复发，史书就当作他的政绩而加以称颂。

长江流域疟疾流行也很频繁。桓石虔小字镇恶，勇猛威武，矫捷绝伦。桓温弟桓冲为符健所围，几乎要为俘虏之时，他单身跃马向前，突破敌人重重阻挡，"拔冲于数万众之中而还"。这样的一个人，晋朝上下都很敬畏他。江南人有患疟疾者，只要听到"桓石虔来了"，马上吓得连病也会好了。这件事固然是当作笑话来传说的，但反过来看，在江东晋王朝统治的中心地区，疟疾是一种常见病。

◀ 第三章

　　疫病肆虐，遭难者众多，有时连帝王和大臣也不能幸免，有的甚至送出了性命。疫病流行，影响社会经济、政治，帝王大臣在救治面前各有各的表现。"出入相友，守望相助，疾病相扶持，则百姓和睦"，许多帝王、大臣应该明白这个道理。

第三章
CHAPTER 03

帝王将相直面瘟疫

隋唐五代宋金元时期，疫病的流行各有着时代的特点。

隋朝是个短命的王朝，前期安定时日多，疫病较少。隋末混乱，疫病流传广泛，死人也多，而且有多次疫病与战争相关。

唐朝立国前后将近300年，经历了贞观之治和开元盛世这样的太平气象，也遭受了安史之乱和以后的藩镇动乱及其唐末的大混乱，疫灾的出现频率基本上和社会的治乱变化相一致。唐朝的疫病主要出现在中唐和唐末两个时期。

五代十国是一个分裂时代，承接了唐末以来藩镇割据的轨迹，各个军阀集团之间战争频繁。在战火纷纭时期，战争制造了疫病发生的条件，加速了疫病传播的速度，所以五代时期的疫病大多与战争相关。但各政权盘踞一方，造成了一定的封闭式统治，人民流动减少，因而疫病并不像唐朝那样传播范围宽广。

北宋时期，疫情多见于人口众多的首都开封附近，以及南方的一些区域。时开封居民约有20万户，按每户五口计算，约有百万人之多。加上一大批没有户口的"游手浮浪"，以及官府机构和几十万军队，开封的人口在当时世界城市中首屈一指。城市的狭小和人口的日益增多，使开封人口密度居于全国之首。一旦有疫病出现，流传起来就十分容易。

南宋时期，疫病出现的次数十分频繁，流传密度较高，而且多见于以临安府为中心的浙西地区。整个南宋，发生于浙西的疫病流传有20多次。因为这个地区人口集中，为疫病的流传提供了极为有利的条件，病原体通过空气、水、食物、互相接触等，很容易地传给他周围的易感人群。

金朝处于淮河以北地区，并不是当时疫病的高发地区，然金朝也不时地出现疫病，大多与统治的残暴和战争相关。统治残暴，徭役过度，强迫人民在酷暑炎热的天气下劳作、迁徙，制造了疫病并使之流传开来。而频繁的战争不管是前期的侵略战争还是最后汴京被元军包围起来，同样都会造成疫病的传播。

元朝疫病南北方都十分频繁。北方比较多地集中在京师地区，南方疫病除岭南地区之外，东南沿海地区是疫病的高发区。前期的疫病有很多是与蒙古人的对外扩张而发动的战争有关，而后期的疫病有相当一部分与元末社会混乱、农民起义军和元军互相攻杀相关。政治局势及战争，一直是引发疫病流行的两个重要因素。

从帝王大臣所面对的疫病及其举措，可以看出当时疫病流行的具体情况与为害程度，可以看出疾疫不可怕，被疾疫吓住才是真正的可怕。

唐朝帝王宰臣常得疫病

疾疫流行，帝王大臣也不能免。隋唐五代时期，帝王、宰臣之类高级统治者染上疫疾的事情经常可以看到。

隋文帝杨坚在废黜太子杨勇时，曾患细菌性痢疾。由于腹泻严重，晚上睡觉时不脱衣服。因为要反复上厕所，所以心里烦躁不安，并认为东宫官员及太子在对他不利，吓得上厕所也不安心。他的孙子，即隋炀帝子元德太子杨照，身体十分肥胖，"因致劳疾"，得了结核病。太医用药后不见效，病情越发严重。炀帝令巫者给他治病，治了很长时间也没有什么用，最后推说是房陵王杨勇在做鬼，所以这病就无法医治。不久，杨照病情恶化去世，被结核病夺去了生命。用巫术来对付疫病，最后的结果是可以想象的。

唐朝第三个皇帝高宗李治，皇帝做了30多年，但常为疾病困扰。咸亨四年（673年），"上疟疾"，就是得了疟疾。无奈之中，高宗就令皇太子代他接受各部门的上奏。上元二年（675年）三月，高宗又得了风疹病，这是一种由风疹病毒所引起的急性传染病，多发于冬春季节。发了风疹后，高宗连上朝听政也支持不住，大小事务全交给武则天处理。

唐玄宗开元初年，辅助玄宗治理出了"开元盛世"的宰相姚崇也得了疟疾。开元四年（716年），宰相卢怀慎得病死了，而姚崇因疟疾在家休养，所以玄宗让另一宰相源乾曜处理政务时必须到姚崇家里和他商量后再实施。不久，玄宗又觉得这样不太方便，遂让姚崇搬到四方馆中，即住到离朝廷不远的外宾招待所里，每日派遣宦官询问病情起居，派出御医为他治病，令尚食每天送精美的食品给他享用。

唐代中期的顺宗，在其还未即位的贞元二十年（804年）九月，就得了风病，连话也不能讲。从种种迹象看，这"风疾"很有可能是指麻风病。史书记载顺宗的疾病时，实际上麻风病菌早已侵入了他的身体，甚至已及神经系统和内脏，所以顺宗连话也不能说。其父德宗死时，顺宗只是露了一下面。估计顺宗得麻风病后，脸上出现了癞疮，无法上朝听政，即使宰臣也见不到他的脸。事无巨细，唐顺宗都交给王叔文及太监李忠言等决定。贞元二十一年八月，顺宗疾病加重，无奈之下把皇帝宝座禅让给皇太子。至次年正月，年仅46岁的顺宗就不治身亡。

十国之一的前蜀国王王建，在永平（911—916年）末年"得一疾昏瞀"。至光天元年（918年）五月，病情加剧。王建得的是慢性菌痢，即反复发作而且迁延不愈的一种细菌性痢疾。得了这种病，腹痛、腹泻不止，或腹泻与便秘交替，大便间歇或经常带有黏液或脓血。患者一般因久痢而身体情况较差，有贫血、消瘦、乏力、食欲减退等体质虚弱症状，所以年已70左右的王建会感到头脑发昏。得病以后，反复医治也不见好转。乙亥日，他召大臣进入其寝殿，说自己"遘此笃疾，药石勿救"，把皇太子托付给众大臣。至六月份，"帝夏病痢痛楚，日坐锦囊中"，疾病加重，腹痛难熬，72岁的王建再也支持不住了，竟病死于痢疾的折磨之下。

五代后唐明宗于长兴四年（933年）十一月染上伤寒病。明宗子秦王李从荣与枢密使朱弘昭、冯赟等前去探视，明宗病重得连人也辨不清。伤寒病重时，患者由于全身中毒，会精神恍惚，表情淡漠，反应迟钝，甚至出现昏睡、昏迷等症状。当时服侍他的王淑妃在他耳边说："从荣和弘昭来看你了。"但明宗连一点反应也没有。李从荣等离开时，宫女们哭声四起，大家七手八脚地把明宗搬迁到雍和殿，已做好了办后事的准备。当天晚上，明宗脑子曾一度有所清醒，口中吐出一些东西，并小了一次便，病情似见好转，"六宫皆至，互相庆贺"，但这实际上是临死前的回光返照罢了。半夜里，御医给他服了药，病情有所稳定。

秦王李从荣出宫时，见明宗已连人也无法相认，并且他听到了宫女们的哭声，以为明宗已经驾崩，所以密谋带兵入宫抢夺皇位。不料操之过急，早晨即战败被杀。明宗闻知后，"气绝而苏者再，由是不豫有加"。这样病情日见加重，昏迷不醒，失去意识，九天后气绝身亡。

无情的疫病不会专挑身份低贱者感染，帝王、宰相的高贵金身并不能保证他们逃脱疫病的魔影笼罩。处在当时的卫生条件之下，得了疫病而大难不死的，实在要有幸运之神的光顾。

宰相韩滉治血吸虫病

血吸虫病的传染途径在隋唐五代时期仍然没有认识清楚。人们已密切注意到这一疫病对人类的危害，但如何使人感染的，这一关键环节在古代的医学知识范围内仍是说不清、道不明。

编于唐朝初年的《隋书》，在其《食货志》中讲到了在新安、永嘉、遂安、鄱阳、九江、临州、庐陵、南康、宜春等郡有一种蛊的虫病，其实可能就是血吸虫病，这完全与后代发现血吸虫病的分布地区是相一致的。

唐朝笔记《朝野金载》说："江岭之间有飞蛊，他过来时，有声不见形，像鸟鸣一样，啾啾唧唧，但一飞到人的肚子里就会拉稀，而且里面有血，用医药都没办法救，一般十天左右就死掉了。"这里的飞蛊，肯定是血吸虫病，因为血吸虫病人得病后往往会出现腹泻、便血的症状，急性发作者一二月内会出现死亡，由于当时的医药还不能治愈此病，所以人们总是对其十分惧怕。对人是如何感染上蛊毒的，人们始终是带有疑问的，因而猜测性较浓，认为是蛊虫在空中飞来飞去，形容得有声有色。另外，说此病在"江岭之间"发生，与今天血吸虫病的发病地区相对应，是完全吻合的。

在隋唐五代时期的一些医学著作中，已相当详细地有疑似血吸虫疾病的描绘，在《诸病源候论》《千金方》《外台秘要》等书中，血吸虫病的名称有许多，如五蛊、水毒、蛊痢、蛊胀、水胀、血蛊、鼓胀、水症、水瘕、石水、水气肿鼓胀、水蛊、蜘蛛病、水注、蛊注等。这些病名中，除五蛊比较概括地包括了血吸虫病的整个症状外，其余各病症如与血吸虫病相对照，则多是侧重某一两个主要症状而命名的。如水毒可能是指初期异性蛋白中毒症状，蛊痢可能是排卵期痢疾型症状，蛊胀、血蛊可能是血吸虫病的组织增生期肝脾肿大，鼓胀、水症、石水、水胀、蜘蛛病等可能是肝脾肿大后肝硬化而形成的腹水。

从流行病角度来看，隋唐五代血吸虫病的流行范围较前更广，而且在这一时期的得病人数明显增多，所以症状的表现各异，人们观察就各有侧重。在医学书中的记载尽管名称不一样，症状不一样，但内容特别丰富，说明血吸虫病已是一种南方常见的传染病并带来一定的社会问题。

唐代中期，曾为宰相的韩滉，在代宗大历年间，任浙江东西都团练观察使、润州刺史。治内的溧阳、溧水二县据史书记载，有血吸虫病流行。由于二县大多是水乡泽国，居民"依洲旁渚"，"力事农耕"，"坐收鱼苇之利"，所以在这样的生产条件下，很容易感染血吸虫病。从地理上看，丹阳湖畔的当涂县与高淳县、溧阳县、溧水县同属一个血吸虫病流行区，韩滉在任时，想改变其风俗，断绝病源，但还是没有办到。由于人们对血吸虫病的认识缺乏全面知识，所以无法根绝此病。

竹林寺有一个僧人，提出用绢一匹可以换药一丸，而吃了这药以后，无论远近得血吸虫病者都能治愈。当时韩滉的小女儿得了"恶疾"，疑似麻风病之类的传染病，天天在溧阳的一处温泉洗澡，洗了一段时间后，竟痊愈了。韩滉大喜过望，将女儿的嫁妆全部折合成钱财，在温汤的右边造了一所寺庙。庙造好后，他又想到要引进一个有名的高僧来主持寺庙的工作，当时有人推荐了竹林寺卖药的僧人。韩滉觉得这人挺合适的，就派人把他接过来。

和尚过来后，韩滉向他讨治血吸虫病的药方，和尚先是不肯，到后来也同意了。韩滉本就在想方设法地要消灭血吸虫病，所以当和尚给他药方后，他马上将药方在溧阳、溧水二县各村镇的石柱上广泛刊刻。这个药方的刊刻，对普及防治血吸虫病知识，使患病者能及时服药，从而进行早期医治有一定作用。唐末战乱，所刊之石已不复存在，而温汤寺仍在，当地大族夏氏仍世代传其药方，所以这个药方至后代仍在流传。

和尚的药方后人称为疗蛊毒大神验方，唐孟诜将它辑入《必效方》，王焘《外台秘要》称此方"李饶州法，云奇效"，所以这个药方是否和尚发明的是值得怀疑的。但不管怎么说，这个药方在今天看来，尽管不能有效地治愈血吸虫病，但对治疗仍有一定的利尿消肿、缓解一些症状的作用，韩滉在辖区内所做的防治疫病的工作是值得肯定的。

宰相李德裕记录恙虫病

经过激烈政治斗争的较量，宰相李德裕于唐宣宗大中三年（849年）被贬崖州。

李德裕在崖州生活了整整一年，对海南的风物特产、气候、民风习俗等有了详细的了解，其中对南方的恙虫病观察颇为深刻。他说："蛮地海南岛的上空有许多燕子飞舞翱翔，这些燕子为了作巢构屋，以嘴运泥。因为泥巴进了燕子口中容易破碎，因而飞在空中经常有泥土落下来。假使有人不幸被这落下来的泥土碰中，他就会被泥土中的恙虫叮螫后得恙虫病。因此忠告到南方旅行的人们，越过岭南时应该小心谨慎，不要被空中的泥土击中。"

　　李德裕是政治家而非医学家，但在当时他就已仔细地观察到了恙虫病是从燕子含泥的过程中传播。由于恙虫生活在泥土中，成幼虫后就出土吮人，这是现代科学已经认识的事实，而一千多年前的政治家就能洞察，这不能不说时人对恙虫病的认识已经较为深刻。从地域上看，李德裕已经指明恙虫病的发生主要在岭南地区，海南岛尤为严重。他已认识到恙虫病的传染性，因而警告不知情的外地人进入毒区一定要有所警惕。

　　自西晋葛洪首次揭示恙虫病的得病途径、预防措施，到隋唐五代时期，人们对恙虫病的认识在葛洪基础上有所提高。隋朝巢元方在《诸病源候论》中对恙虫病的记载十分详细，他认为恙虫活动于山区的水流旁边，是一种极细小而眼不易观察到的小虫。如果人入河中沐浴或取河水澡浴、阴天在草地行走，这种小虫就会爬到人的皮肤上。初期诊断时，可见伤口颜色发红，如小豆或粟粒般大小，手轻轻地抚摸咬口，就有痛感。经过三天潜伏期，虫咬处发生溃疡，人发寒，全身关节疼痛。如果虫钻入身体，严重的会导致死亡。人们的预防方法最好是在河涧洗浴后，取出手巾擦身，一直至皮肤发热并感到发痛为止，这样就可将虫擦去。要小心检查皮肤看看有没有虫，如有虫，就可用竹簪将其挑出。如发现虫子挑不出来，可以用火炙的办法把虫熏烤至死。如果虫太多而没有办法完全挑尽、熏烤尽，病人仍是昏昏状态的，表示病毒进入人体已经很深，则应用巫术加医药的办法进行治疗。他还认为，将虫放在指甲上，就能看到虫子的形态和行动。

从巢元方、李德裕对恙虫病的认识中，我们可以看到恙虫病在隋唐时期仍然是南方流行的一种较为严重的疫病。人们对恙虫病认识虽然没有系统性，也没有开展详细的研究，但对恙虫的形态、生活情况、发病地带、传染情形、临床特征、诊断方法、预防及治疗方法等，已有详细的记述，便于人们对这一疫病的预防和治疗。

官员畏疫不愿任职南方

隋唐时期的一些官员十分害怕到南方任职，因为到南方任职就是与疫病为伍，谁不害怕？

唐太宗贞观初年，交州都督李寿因为贪冒被革职。唐太宗想派一个好一点的官员前去任职，朝中大臣大家都推荐瀛州刺史卢祖尚，说他才兼文武，廉平正直。于是将卢祖尚征召到京师。

唐太宗对他说："交州是一个十分重要的地方，离开京师很远，必须派一个有能力的牧守去镇守。有唐以来，前后都督一个个都不称职，我听说你有安边之略，你就为我去镇守，希望不要因为路很远而推辞。"卢祖尚拜谢而出。

不久，他对自己答应到交州任职感到很后悔，遂以原来的毛病复发而推辞前往。太宗又派卢祖尚妻子的兄长劝说他："匹夫相许，尚且还要讲信义。你当面许诺了我，怎能过后就后悔呢？你应尽早出发，三年后我一定会召你回来。你不要再推辞了，我不会食言的。"卢祖尚对唐太宗说："岭南瘴疠太吓人，每日要饮酒才能抵抗疫病。我不会喝酒，去了肯定不会能够活着回来。"唐太宗大怒说："我派人出使，他却不服从我，这样我怎么能号令天下？"遂将卢祖尚斩于朝，时年仅30岁。疫病把一个年轻有为的官员吓住了，竟然连命也不要了。

武则天时，洛州永年人宋庆礼被任命为岭南采访使。当时崖、振五州首领互相杀掠，民苦于兵，朝廷派出的使者至岭南后，因害怕疟疾，都不敢再往前走，亲自到崖、振等州调解。宋庆礼到其境后，谕以大义，使他们释仇相亲，州土以安。像宋庆礼这样的官员看来并不多见，被疫病吓破了胆的官员实在太多。

唐代宗永泰二年（766年），陈少游被任命为桂州刺史、桂管观察使。少游认为桂管路途太远，又有疟疾，所以不敢去，想调换一个近一点的郡。

当时太监董秀掌枢密用事，少游就等在董秀家附近的弄堂口，直到董秀下班回家。傍晚，董秀回家时碰到了陈少游。少游大大方方地说："七郎家中有多少人？每月费用多少？"董秀回答："我任这个职务已很长时间了，也没有升官，家里人很多，所以负担很重。最近一段时间物价腾贵，一月全家费用要超过一千多贯。"少游说："这么多费用，你的俸禄是根本不够支付的，其余的缺额肯定要经常向外官求助，方可够家里的开销。现在倘若有人真心地想供给你钱时，你只要留心地庇护他，就很容易双方都得到好处。我虽不才，请求允许我将来能够供给你全家的费用，每岁奉送给你五万贯。今天我带了这个数目一半的费用，请你笑纳，其余的我到官后马上给你送来，免得你天天处心积虑地想着家里的开销，这不是一个两全妙计吗？"董秀听到少游说的数目后，感到已超过原先自己的期望，所以内心很高兴。两人遂狼狈为奸，互相勾搭上了。少游哭着说："南方炎热，又有瘴疬，今天我非常痛心地来和你辞别，只是恐怕今生今世不会和你再见了。"董秀马上说："你尽管放心，不会去当这个遥远的官的。请宽心地等上十天八天，希望我能为你把这件事办好。"其时少游也向宰相元载子元仲武纳贿，所以董秀、元载内外引荐，没过几天，代宗重新任命少游为宣州刺史、宣歙池都团练观察使。

因为害怕疫疾，所以行贿拍马，在所不惜！

由于一般官员害怕到南方去，南方官员数量明显不足，所以官员因事被贬时，常常被流放到岭南地区。如韩愈、柳宗元等被贬，都流放到岭南瘴疬之地。被流放到岭南地区的官员，得疫病而去世的不计其数。如高宗时李道宗被长孙无忌、褚遂良等诬为与房遗爱一起谋反，流亡象州，半路上得病死去。玄宗时宇文融也在广州忧恚发病，染上疟疾，最后死于路上。

还有一件有趣的事情，讲疫病吓死了一位官员。唐太宗贞观九年（635年），唐高祖李渊堂弟李道兴被任命为交州都督。李道兴到任后，脑子里天天想着瘴疠，被吓得饭吃不下，觉睡不着，神情不得安宁，直害怕自己说不定哪一天也会染疫死亡。他官不好好当，神情忽忽忧怅，不久忧郁而死。真想不到疫病竟然吓死了一个大活人！

疫病面前，我们要的不是恐惧，而是不可战胜的信心。

第一家公私合资的传染病医院

宋神宗熙宁七年（1074年），嘉兴僧人通照大师游览温州雁荡山，当他从大龙湫回到瑞鹿院时，碰到一位须发皓白而面色如少年的仙人。仙人对通照大师说："明年有大疫要发生，吴越之地疫情最严重，你的名字已在死人的名单上。现在你吃我的药一粒，好好做善事，可以获免一死。"第二年，南方果然大疫，两浙地区疫病大面积流传，无论贫富都不免得病，前后死去十之五六，人口损失十分巨大。这则见于《梦溪笔谈》的故事，虽有些近似于神话，但所记录的两浙地区熙宁八年发生大疫的事实是十分可信的。

杭州是这场大疫的一个重灾区，死亡人数估计约在50余万人。大疫流行高峰过后，商贾不行，市场萧条，悲惨景象令人难忘。时在杭州任通判的苏东坡，积极地投入到了紧张的救灾工作中去。

苏轼学问渊博，诗文俱佳，热心医事，因反对王安石变法被外放到杭州。虽然仕途不顺，但苏东坡爱民之心仍存，对当时杭州的灾情非常焦急。他说："自遭受了熙宁饥疫大灾，加上新法聚敛的为害，平时富民残破略尽，百姓每家都有市易法的欠账，每人都有盐酒的债务，田宅全部交给了官府，家里的房廊倾倒。两浙灾伤这样严重，人死去了一大半。"因此他决定全身心地投入到抗疫救灾中去。

苏轼请求朝廷延缓两浙路部分上供米的时限，同时又向朝廷请求钱米赈济百姓。他认为这次疫病虽系天时不利，但也是本路监司郡守张靓、沈起等人处置失策造成的，从而"助成灾变"，遂向神宗上奏揭露这些为官不力的官员。由于实施了有力的救灾措施，整个两浙路米价回落，灾疫后社会秩序得到了稳定，生产自救渐渐恢复。

十多年以后，苏轼又以龙图学士出知杭州。元祐四年（1089年）夏天，苏轼刚上任不久，杭州先是大旱，接着"饥疫并作"，苏轼多方设法救济饥民。他向朝廷上奏，请求中央对杭州进行救济。不久，哲宗下令用两浙路上供米20

万石救灾，并免去当年度两浙路上供米数的三分之一，赐度僧牒，以僧牒换来的钱买米后救济饥疫中灾民。

元祐五年，疫情虽趋平缓，但带来的后果是相当严重的。到了春天青黄不接的时候，苏轼下令将常平仓米减价出粜给平民百姓，还派专人每天烧粥施舍给穷人，煎药让无钱请医的病人服用。他派出专人带了医生在杭州城内一个坊一个坊地去治病，不遗弃任何一个没钱的穷人，救活了大批病人。

由于杭州这次疫情比其他地方要严重得多，单靠政府力量显得不够，苏轼还发动民间财力支援抗疫救灾。他自己以身作则，首先献出个人黄金五十两，再加上他筹措到的官府纹银二千两，创办起一所病坊，名为"安乐坊"，收纳贫苦病人，之后他又"畜钱粮"作为病坊的运转费用。病坊设立前后三年，治愈病人数以千计。可以这么说，安乐坊是我国历史上第一家公私集资合办的传染病医院。

苏轼屡遇疫灾，见到大批百姓为疫病夺去性命，他也开始究心医理，撰有医药杂说及医方，后人将其一部分并入《苏沈良方》。他早年从蜀人巢谷处秘传到的"圣散子方"，他认为是专治瘟疫，百无一失。他在黄州时，黄州连年大疫，靠了这药，"全活者不可胜数"。这药对治疗一些伤寒病很有疗效，为历代医家称道。

大灾大难面前，苏轼临危不乱，审时度势，积极实施抗灾救治措施，他是宋代做得比较突出的官员，后人会永远牢记他。

皇妃碰上的流行性感冒

北宋末年，宋徽宗的一个宠妃由于感染了病毒，咳嗽不止，喉咙口的痰一口接一口。这位妃子得病严重，晚上连觉也睡不着，脸上出现了浮肿。宋徽宗看着自己心爱的妃子这般受苦，心里实在不是滋味，他下诏让内医李防御用药治疗，给其三天期限，非治好不可，否则脑袋不保。李内医把平生所有本事全部用上，但宠妃还是咳个不停。李内医黔驴技穷，想想这次自己性命要难保了，回到家后与妻子相对而泣，悲伤无比。

忽然，他听到外面大街上有人在叫："咳嗽药要吗？一文钱一帖，吃了保管今天夜里睡得着。"时开封城内到处都是感冒咳嗽，所以也出现了叫卖咳嗽药的人。李内医听到后突然好像有所醒悟，奔出大门追上叫卖者，买了十帖药。只见这咳嗽药颜色呈浅碧色，要用淡虀水滴上数点麻油调服。李内医怀疑这种草药药性粗凶，很有可能使人泄泻不止，为求保险，他将三帖药合成一帖，自己以身先试一下。一个晚上过去了，根本没有什么副作用，于是拿出其中三帖合成一帖带进宫内。他将药给了妃子，让她分两次服用。当天晚上，最后期限到来之前，妃子的咳嗽奇迹般地消失了。第二天早上，面上的浮肿也退下了。徽宗大喜，奖给了李内医价值万缗的金帛。

事情到此本该结束了，但李内医心里并不踏实，眼前这妃子的病是好了，万一宫中再有人得感冒，徽宗向他要药方，该如何办？所以他令仆人注意那个卖药人，等到卖药人再次走过他们家门口时，邀他进来喝几杯酒，打算用一百缗钱把那个药方买下来。当卖药人把药方说出时，李内医大吃一惊，那药方竟只是蚌粉一物而已，用新瓦锅子炒，等到炒得差不多时拌上青黛汁少许而已。

李内医问他这药方是从哪儿来的，卖药人说："我年轻时参军，老了被淘汰掉了，临走之前，看到部队长官有这药方，于是就偷偷地抄了下来。因为这药实在是弄起来很容易，所以我就靠卖药为生，来度过我的晚年。"李内医万分感谢卖药人帮了他的大忙，从此以后，他一直供奉卖药人直到老死。

绍兴年间，两浙地区出现流行性感冒。由于两宋的经济中心已经东移，人口密度较高，流感一旦出现，传播迅速。抗金名将岳飞也感染病毒，发热咳嗽不止，身体难受。

宋高宗绍兴十一年（1141年）正月，金军南侵，在兀术的率领下，金军由两淮拥入，首先攻占寿春，并进驻庐州边界。宋高宗惊恐万分，慌忙派出刘锜、杨沂中等率军赴援，同时还要岳飞军东进至江州，以便策应。

躺在病床上的岳飞听到宋高宗要他率兵的命令，"力疾而行"，支撑着起床，上马出发。岳飞忠义报国，一心想北伐收复宋朝失地，认为这次又是一个机会，但又害怕高宗半途中让他收兵退回，所以上奏指出："金兵既南侵淮西，后方必然空虚，如果现在进军中原，直攻开封、洛阳，金军必然从淮西回兵救援，既可坐制其弊，又可解除淮西金军的威胁。"然宋高宗根本不同意岳飞北伐，只是下诏书催令岳飞火速救淮西。当然在诏书中，高宗忘不了表面上虚假地表扬岳飞几句："爱卿不顾流行性感冒的折磨，能够为我带兵出征，为了国家而忘记自己的身体，现在这个社会，有谁能和你相比！"

最后，岳飞只是带了部队前往庐州、濠州，击退金兵后，在朝廷诏书的催促下撤军而回，丧失了收复失地的又一次大好时机。

肺结核要了皇帝的命

泰和末年，金章宗得了一种疾病，史书的记录是"嗽疾，颇困"。也就是说，经常咳嗽，人觉得十分疲劳。从记录章宗最后时期的一些史料来看，我们推测他得的是肺结核。

泰和八年（1208年）十一月，卫王永济从武定军来朝，章宗感到自己身体不济，决意把卫王留下来。史书说章宗初年，永中、永蹈等王因欲争夺王位，所以被诛，从此以后，章宗疏忌宗室，用王府尉官监督诸王，苛问严密，出入王家都要作记录。卫王是永蹈的同母弟，但章宗特别喜欢他。直到死时，章宗妃贾氏、范氏才刚把自己的儿子生出来，而不足月的小孩是无法担当国家重任的，所以从一开始章宗就想把王位留给卫王。

这天，卫王进宫向章宗辞行，打算回到武定军去，章宗不让他走，还勉力起身和他击球，但身体实在虚弱，击球也只能是摆摆样子。十一月乙卯日，章宗大渐，元妃与黄门李新喜等议立卫王，遂与平章事完颜匡等商量，完颜匡也认为立卫王是比较合适的。丙辰，章宗死，其叔叔卫王即皇帝位。

结核病的症状往往是怠惰嗜卧，精神不足，两脚疲软，肩背疼倦，有痰咳嗽，憎寒发热等等。章宗的症状与结核病十分相似，他有咳嗽的症状，由于史书记录十分醒目，所以他的咳嗽应该说是十分厉害的。章宗人觉得虚弱，一天到晚想睡觉，但早晨还能到场地上摆摆样子击几下球，而结核病患者往往早晚身体尚可，"日高之后，阳气将旺，复热如火"，中午一到人就发热无力，难以抵抗。这种重症结核病，宫廷御医们也感到是一种难以治愈的疾病，因此金章宗年仅41岁就离开了他的皇帝宝座。

一位不召之臣的疟疾

刘因，字梦吉，金末元初著名的理学家和经学家，世代业儒。元朝初年，他与许衡被人并称为"北方两大儒"。他长期家居教授，讲究师道尊严，弟子们都很有成就。至元十九年（1282年），因其学术有成就被荐于朝廷，在学宫教授近侍弟子。没过多少时间，以母亲生病为借口辞职回家。

至元二十八年（1291年），忽必烈又一次派遣使者去请刘因，打算以集贤学士、嘉议大夫征召刘因，但刘因坚决推辞。他在给宰相的信中说："我一直身体不好，自从去年死了儿子，忧患之下得了痁疟。染疫数月，自夏及秋，一直躺在床上。后来疟疾稍微有点好了，但精神气血和以前是不能相比的。想不到今年五月二十八日，我的疟疾再次复发了，至七月初二日，引发原来的旧毛病，腹痛如针刺一样，大便中泄血不止。八月初，突然想起一事，自己感叹身旁没有期功之亲，家里没有什么亲人，恐怕一旦死了，就要累及他人，于是派人在容城祖宗的墓旁修筑了一间房子，如果我病热不退，我就住在其中直至死去。派人去的时候，内心未免感到十分悲哀，所以病势转重，饮食极减。八月二十一日，使者来时，我自己感到惶怖无比，不知所措，想想还是接受皇命，所以先把使者留了下来，等到病情减弱，就和他一起到朝廷来。但时间一拖再拖，病情未见好转，尽管想尽一切办法治疗，仍不见效果，所以只能请使者先行，并请我弟子李道恒将我的信带给朝廷。我病一好，只要有力气就到朝廷来，希望宰相能加矜悯，曲为保全。"

刘因对功名利禄看得很轻，因其不接受朝廷的征召而为人们称道，连忽必烈也赞叹曰："古者所谓不召之臣，其斯人之徒欤！"但不可否认，刘因身患疟疾应该是事实。从刘因自己的表白来看，他感染的是慢性疟疾中的复发性疟疾。在初发症状控制后，疟原虫多停留在继发性红细胞外期状态，暂不产生症状。当抵抗力减低，疟原虫再侵入红细胞时，即引起复发。疟疾病人多次复发后，脾脏逐渐肿大变硬，贫血也较显著，所以刘因会出现"饮食极减"的情形。刘因的疟疾可能是恶性疟，因而复发时间也不长，至元三十年四月，他就因疟疾而死，年仅45岁，从最初染病到去世时间，前后约有三年。

蒙哥汗以酒驱疫

南宋理宗宝祐六年（1258年），蒙哥汗亲率蒙军进攻四川，忽必烈率张柔等部进攻鄂州，又命在云南的兀良合台率蒙军自交广北上，定于次年与忽必烈会师鄂州，然后直奔杭州，消灭南宋。

蒙哥汗率蒙军4万，号称10万，分三道入蜀。冬天，蒙哥汗进军大获山（宋阆州治），蒙古大将纽璘率步骑号称5万，战船200艘，从成都出发，加紧向重庆下游进兵。1259年正月，蒙古军在诱降合州守将王坚无效的情况下，决定向合州钓鱼城进攻。

钓鱼城在今重庆合川城东五公里的钓鱼山上，嘉陵江、渠江、涪江三江在此汇流，钓鱼城正面扼控着三江展开的扇形地区，是个既有山水之险，又有交通之便的地方。宋降将杨大渊率领蒙军首先进攻合州，揭开了宋军合州保卫战的序幕。蒙哥汗令纽璘部于涪州造桥将军队驻于桥南北，以切断由荆湖西上的南宋援军。

不久，纽璘所部因不适应四川气候首先流行疫病。待到宋将吕文焕来攻涪州浮桥时，纽璘部队的疫病已是十分严重，士兵和战马都不适应当地水土，病死众多，纽璘十分担忧。蒙哥汗密令纽璘出击，纽璘无奈之下发动进攻，竟然击败了吕文焕，俘获宋将二人。由于疫病严重，部队无法再战，遂班师退回军营。吕文焕在纽璘背后不断骚扰，纽璘军且战且退，狼狈不堪。

进攻合州的蒙古其他部队疫病也在流行。由于合州军民在王坚的率领下殊死抵抗，至1259年六月，合州仍未被蒙古军攻破。史天泽军自从跟了蒙哥汗入川后，一直作为主力战斗在第一线，合州一战是生力军。然由于作战时间过长，这时已进入夏季，久旱少雨，川中奇热难当，蒙古军无法适应这种气候，度日如年，"军中大疫"。看到部下一个又一个不支倒下，部队减员严重，史天泽心中难受至极，已和众将在商议要班师退兵了。

恰巧当时南宋政府任命吕文德为四川制置副使，文德率水军由长江西上，顺风进攻涪桥，冲过封锁线进入重庆。随后又率艨艟千余艘由嘉陵江北上进援合州。蒙哥汗令史天泽将士兵分列江两旁"注射"，史天泽还亲自带了战船顺流纵击。经过三次战斗，宋军战败，吕文德退回重庆，这才为蒙古军注入了一点活力，否则仗又不胜，疫病流行，士气低落，蒙古军只有撤退一条路了。

军队会出现大疫疾，这是蒙古人始料未及的。当时军中防疫的措施并无具体内容，但蒙古人知道喝一定数量的酒可以抵抗疫病，而在实际使用过程中又有一定作用，所以蒙哥汗决定在部队中推广。

《元史·月举连赤海牙传》云，月举连赤海牙随蒙哥攻合州，奉命修造曲药。曲是含有大量能发酵的活微生物或其他酶类的发酵剂，通常称为酒母。酒曲做出后，马上抓紧分发给士兵，目的十分明确，就是为了"以疗师疫"。从后来月举连赤海牙得到了白金五十两的奖励来看，他的酒曲防疫肯定是成功的。

这一方法也为后人所继承。如世祖至元十五年（1278年）二月，因为川蜀地区常常流行岚瘴，就废除了原先的酒禁令。放松酒禁的目的，是因为酒可以御寒防疫。至四月，又下诏："因为天连续下雨不停，考虑稍稍放松酒禁令，百姓得病身体不好者可以将酒作为饮药，官府制造后将颁发给大家。"这次的废弛酒禁是全国范围内的，其目的仍是为了抵御连续下雨带来的阴湿天气，预防疫病的出现。

蒙古军队进攻四川的过程中，由于部队内弥漫着疫病，大大影响了战斗力。不久，蒙哥汗在合州钓鱼山作战中负伤死去，战局逆转，进攻合州、重庆的蒙古军只得退走。疫病并不是蒙古军失利的主要原因，但不可否认是重要因素之一。从种种迹象看，这次蒙古军中的疫病并不仅仅是一种，纽璘军队冬天疫病肆虐，估计不太可能是疟疾，而史天泽军队中的疫病因是在夏天流传，猜测是疟疾和肠道传染病的可能性最大。

疫病拖累元军南征

元世祖忽必烈至元十四年（1277年），交趾王陈光昺卒，子陈日烜继位，遣使向元朝通报继位的消息。但陈日烜有一点做得没有让元朝人满意，因为交趾是大元的属国，其国王继位需经元朝的册立，而陈日烜没有上报元朝中央就自立，引起了元政府的大为不满。次年，元朝遣礼部尚书柴椿等持诏让日烜到元大都受命。柴椿说："汝父受命为王，汝不请命而自立，现在又不入朝，将来朝廷加罪，你将怎么来逃脱罪责？"元朝使者还不参加日烜为他们举办的欢迎宴会。交趾和元的关系日益紧张。

柴椿等回到京师，枢密院听了汇报后认为应该进兵，遣官问罪，但忽必烈没有同意。因为其时朝廷打算讨伐占城，希望交趾能支援兵粮，再说日烜弟陈璨已经上书中央，自愿纳款归降。

至元二十年（1285年），忽必祖派其子镇南王征讨占城，元荆湖占城行省通知陈日烜要运粮支援元军，当镇南王路过交趾时就出来迎接。但日烜说其国至占城水陆交通不便，至于军粮，只能根据自己的力量行事。

镇南王派出的征伐占城大军到达禄州，陈日烜以为元军是去进攻交趾的，调兵拒守。镇南王派人前去讲清大军是为了占城而发，但陈日烜十分担心，决定冒险邀击元军。几次接触后，交趾军队失败，元军攻至安南城下。不久陈日烜被迫传位于皇太子，自己逃向海边港口。镇南王命中书左丞、行省荆湖李恒率兵追袭，取得一些小仗的胜利。

由于其时安南天气炎热，已进入雨季，暴雨几乎每天要下一场，困乏的元军中开始出现疫病，死伤惨重。由于这次元军准备并不充分，长期征战在外，减员严重，蒙古马不能发挥出应有的作用，被迫退兵思明州，途中还遭到交趾兵的偷袭，占城行省右丞唆都及长期居留疟疾地区，身体得病的李恒等都中箭毒发身亡。

这次陈日煊和元军的交战，使忽必烈大为恼火。至元二十三年，元军作好充分准备，决定在疫病较少的年底正式讨伐交趾。其时朝中对征讨交趾有不同意见，吏部尚书刘宣忧心忡忡，对忽必烈讲述了征交趾有许多不利。他说："最近的征日本之役，就弄得老百姓愁戚不堪，官府扰攘，今春战事刚刚停罢，江浙沿海军民欢声如雷。安南这个小邦国，多年以来一直向元朝称臣，每年的贡物从未有过愆期。还不就是那些边帅生事兴兵，使得安南王逃入海岛，元朝大军讨伐无功，将士伤残。现今下令再次征战，听到这个命令的人无不恐惧。自古兴兵，必须考虑天时，中原平地一望无垠，尚且征讨还要避开盛夏季节，更不要说交广炎瘴之地，毒气害人，超过了兵刃。今下令诸道兵在静江会合后进军，等到达安南后，得疫病死亡的人肯定是一大批又一大批，这样去出兵作战，怎么能够取得胜利？"但忽必烈是根本听不进他的话。

至元二十四年（1287年）正月，忽必烈令皇子镇南王正式出兵，部队有阿八赤的新附军数千人，随即又诏发江淮、江西、湖广三省的蒙汉军7万人，船只百艘，云南兵6000人，海外四州黎兵15000人，分道以进。这年九月，阿八赤率领了中卫亲军千余人卫护了镇南王到达思明州。

交趾军采用了阻险拒守的办法，利用有利地形，不轻易出击。元朝大军到达交州，陈日烜弃城到崇山峻岭中躲避，交州变成了一座空城。头脑清醒的阿八赤对镇南王说："敌人弃巢而藏匿在山海之间，是想待我军疲劳后再乘机掩袭。我们的将士大多是北方人，这儿春夏之交虫蚊飞舞，疟疾大起，陈日烜还未抓到，我们恐怕已不能持久了。看来我们只有出兵分定其地，招降纳附，不允许士兵掠夺百姓，抓紧时间逮捕陈日烜，这可以说是最好的办法。"

陈日烜看到元朝大兵压境，屡屡派人放出和谈空气，以此想让元军不要进攻得太急。而元军许多大将都认为陈日烜在这样艰苦的条件下肯定会受不了，马上就要投降，竟然维修交州皇宫建筑，静等陈日烜投降。然时间在一天天过去，元军缺乏军粮，而陈日烜并没有投降，纠集了部队驻扎在竹洞、安邦海边，使元军处于尴尬的境地。

无奈之下，阿八赤率兵前去进攻竹洞、安邦，屡与安南兵交战，但安南兵却一战就溜，元军骑虎难下。天气炎热，元军的处境与阿八赤原先的估计一模一样，疫病开始流传，北方士兵纷纷病倒不起，元军进也不是，退也不是，不知该怎么办。

民族的仇恨紧跟着爆发出来，安南地区到处出现平民百姓的反元斗争，原先元军占据的一些关隘纷纷为当地少数民族夺回。无奈之下元军只能班师，后军变成前军，且战且退，"诸军护皇太子出贼境"，而阿八赤中毒矢三支，不久毒发死去。这一场征讨，以元军的大败而结束。

后来朝廷大臣对这次战争进行过检讨，刘宣曾说："三数年间，湖广、江西供给船只，军需粮运，官民大扰，广东群盗并起，军兵远涉江海瘴毒之地，死伤过半。"今天，用后人的眼光来审视这场战争，元军失败的原因颇多，但交趾地区的疫病流行无疑是一个极其重要的因素。无论是至元二十二年还是二十四年，元兵都在夏秋遇上了疫病。当时的人们也意识到这一问题，但限于科学知识水平的发展程度，决定了他们仍是无法预防、避免疫病的侵袭。处于长途奔袭不利形势下的元军，加上疫病的打击，这场战争无论如何是打不赢的。

◀ 第四章

　　有一种瘟疫是通过老鼠来传染的，它的传染
力特别强、速度异乎寻常地快，得病者往往于
数小时或两三天内就会死亡，这种瘟疫就是鼠
疫。卜伽丘《十日谈》描绘了美丽的佛罗伦萨在
1348年的一场鼠疫：白天也好，黑夜也好，总
是有许多人倒毙在路上。许多人死在家里，直到
尸体腐烂，发出了臭味……每天一到天亮，只见
家家户户的门口都堆满了尸体……城里死了十万
人以上。

第四章
CHAPTER 04

中国历史上的鼠疫

明清两朝是疫病的高发期，每隔一至两年就有一次疫病的发生。翻翻《明史》和《清史稿》，记录的疫病触目惊心。这时又出现了一些新的疫种，鼠疫是其中之一。鼠疫的出现，给社会关系和人们的心理带来了很大的影响，把中国人推向了苦难深渊。

公元6世纪东罗马帝国出现的"贾斯廷鼠疫"，是人类已知的第一次鼠疫流行，君士坦丁堡死了一万人以上。14世纪，欧洲出现了前后两年导致数千万人死亡的黑死病。发病的人淋巴肿大，最后因毒血败血症而死去。死了十万人的佛罗伦萨，是其中的一个缩影。

西方资料记载，欧洲黑死病大流行，与蒙古军队西征有关。当时蒙古人建立的中亚鞑靼国的军队在围困黑海克里米东南的港口城市卡法，但突然一夜之间全军撤退。本来失败已成定局的卡法城百姓，只看到城墙外是几万具尸体。城内居民也害怕了，乘船往西逃，遂将鼠疫带向了欧洲各地。至于蒙古人是怎样染上鼠疫的，今天就没办法知道了。

　　欧洲黑死病之前中国是否有鼠疫，由于资料记录上的问题，我们是没有办法得出肯定结论的。也许蒙古军回撤时将鼠疫带了回来，所以元朝北方中国也曾发生了好几次大疫。

　　鼠疫是由鼠疫杆菌所致的烈性传染病，传染性极强，病死率特别高。鼠疫具有自然疫源性，一般先流行于鼠类及其他啮齿动物如旱獭等，先由野鼠传至家鼠。病鼠死后，疫蚤另觅宿主，此时人可受其叮咬而感染。人首先呈散发性发病，继则流行成疫。

　　鼠疫杆菌侵入人的皮肤之后，经淋巴管至局部淋巴结引起剧烈的炎性反应，如出血性炎症、凝固性坏死，其周围组织也呈水肿及出血，多数淋巴结可互相融合，成为第一级原发性淋巴结炎，即称腺鼠疫。疫病流行初期，一般以腺鼠疫为多。

　　如不及时治疗，淋巴结中所含大量病菌及其释出的内毒素进入血液，引起全身感染及严重的中毒症状。鼠疫的基本病变是血管和淋巴管内皮细胞的损害及急性出血性、坏死性变化。全身皮肤黏膜有出血点，浆膜腔常积有血渗出液，各器官组织可有充血、水肿、出血或坏死。病菌通过血液循环进入肺组织，产生继发性肺炎，即继发性肺鼠疫。此时，由呼吸道排出的病菌可以通过空气飞沫传入他人体内引起肺炎，称为原发性肺鼠疫，也以充血水肿、出血为主。由于可借呼吸道飞沫传播，可迅速造成鼠疫的大流行。即使吸入染菌灰尘也可得病，由于过程特别快，鼠疫的爆发就显得胆战心惊。

腺鼠疫的潜伏期一般为3至6天，肺鼠疫为数小时至3天。腺鼠疫患者常在3至5天内因严重毒血症与心力衰竭而死亡，或在病程中因继发败血症或肺炎而死，病死率可高达50%—90%。肺鼠疫患者起病急、高热、虚脱等全身毒血症状及最初有剧烈胸痛、咳嗽、咳痰，很快转为大量泡沫样血痰或鲜红色血痰，内含大量鼠疫杆菌。如不及时抢救，大多因心力衰竭、出血、休克等而于两三天内死亡，病死率可高达70%—100%。

这真是一种十分可怕的瘟疫！

金朝汴京大疫：可能是一场鼠疫

13世纪初，蒙古人四方征伐，不但直接加给各地人民兵火灾难，而且增多了流行病的传播机会。金哀宗正大九年（1232年）正月，金军主力被消灭，蒙古军乘胜进迫汴京城下，汴京危急。

当时城内各军不满4万，于是金朝政府集壮丁6万人，分守四城。二月，又征募京师民兵20万，分隶诸帅。由于守城军民的奋勇作战，共与蒙古军激战16昼夜，迫使蒙古军于四月停止攻城，金朝军民同心一致，保卫了汴京。金哀宗躲过了灭国之灾，为感谢老天帮忙，改元天兴。

然而，汴京战争硝烟还未散去，一场更大的苦难悄然到来，疫病流行开来了。城内没有得病的人很少，"万无一二"，接着死者继踵不绝。当时汴京共有城门12座，每日各门送出死尸多达两千具，少时也有一千具。战后的汴京卫生环境极差，城内出现饥荒，甚至有人"相食"的事件发生，援绝粮尽，即使蒙古军不来进攻，也已经难以维持下去了。

疫病在汴京城内疯狂流行，高峰期前后达三月之久，死掉的人难计其数。《金史》说死人有90万，而贫穷者无法及时安葬的还不在这个数字内。粗粗推测，可能达百万之多。

这是一种什么样的可怕传染病？当时的人们就已在探索，名医李杲怀疑决不可能汴京死掉的病人都是"感风寒外伤"。他认为发病的原因"大抵人在围中饮食不节，乃劳役所伤"。如贞祐、兴定间的太原、凤翔解围之后，疫病流传死亡了很多人，其流行原因恐怕都是这样的。李杲还对当时的疫病症状进行了记录："间有鼻流涕，头痛自汗。鼻中气短，少气，不足以息语，则气短而怯弱，不欲言。妨食，或食不下，或不欲食，三者互有之。"

国内一些医史专家认为，一时能死人数十万的流行病只有霍乱、斑疹伤寒和鼠疫三种疫病，但是霍乱与斑疹伤寒在金元时期已明确能够诊断，所以不像是这两种疫病，而李杲描述的发病症状，却与鼠疫有很多相似之处。这种剧烈的传染病当时一般医生并不能与伤寒区别，所以李杲认为伤寒是外感，这种传染病是内伤。当时这种疫病的名称也多，如大头痛、雷头风等，尚没有确诊办法，但这次的疫病，可以推知确是鼠疫。

照这样说来，中国的鼠疫发生远在欧洲黑死病之前，一些人认为中国的鼠疫是外来的就不成立了。

也有专家不同意鼠疫的说法，认为这是一次真性伤寒的流行。因为李杲没有提到淋巴腺肿、呕血、皮肤出血等症状。真性伤寒，即肠伤寒，发病率和病死率都是很高的，其特征是全年发病，借水或食物传播，战乱和灾荒年间最易爆发流行。其主要症状是全身畏寒、头痛、乏力、发热等，严重者常见神态迟钝、表情淡漠、昏迷等。死亡原因多是爆发性的以及并发症，如肠出血、肠穿孔、心肌炎等。汴京解围，开封人一下子放松，开始大量进食。李杲所见人们的劳倦虚衰的现象，其实是伤寒病人的怠惰、淡漠表现。

死了90万人，如果说全是由伤寒引起的，也多少有点难以置信。

这个至今还不明白是什么名称的疫病，恐怕是中国历史上一次在一个城市中造成人口死亡最多的，可谓是空前绝后。

万历年间的鼠疫大流行

明朝万历年间，在华北地区爆发了一场特大规模的大疫，这是一次罕见的鼠疫流传。

最早出现疫情是在万历七年（1579年）。这年，孝义县发生大疫，死了很多人。次年，太原太谷县、忻州、岢岚、平定、辽州等普遍大疫。而保德州大疫，死人的灵柩被抬出城时，接踵相连，十分凄悲。从万历七年开始出现在山西中部地区的大疫，死亡人口很多，而且传播范围较广，时间上来说一年接一年地没有断开。这次疫病从地域、时间上的传播来看，与其他的传染病有所区别，应该是一次鼠疫流传。

这场疑似鼠疫此后从山西中部向四周不断地扩散。万历八年，大同地区瘟疫大作，"十室九病，传染者接踵而亡，数口之家，一染此疫，十有一二甚至阖门不起者"，传染力极强，死亡率较高。万历十年，朔州、威远大疫，死人太多，连吊送的人也没有，即使还有几个活着的，也不敢靠丧家了。

潞安府和辽州也被传播到了。潞安府这年的四月初一，郡城北门无故突然自己关上，恐怕这是不吉利的征兆。不久大疫流行，一些人发病时头颈中的淋巴肿大，这种人最容易传病给别人。由于人们认识到了这种病是要传染的，所以病者不敢问，死者不敢吊。头颈肿大，且有高死亡率、高传染性，凭常识判断应是鼠疫。

至万历十年（1582年），鼠疫继续由山西中部逐渐向四周地区扩散开，闻喜县出现大疫，而沁州"大疫流行，俗名大头风，有一家全没者"。大头风很有可能就是腺鼠疫患者，是颈部或耳后淋巴肿大的特征。

三年后，闻喜县东邻的垣曲县瘟疫大行，"传染伤人，亲识不相吊问"。万历十四年，潞安府南邻的泽州也传染到了疫病。这年的泽州各县春天不下雨，夏天又出现大旱，作物无法耕种，民间老小只能剥树皮当饭吃。这个时候，又出现凶猛的疬疫，使得"死者相枕藉"。

潞安及泽州的疫情至万历十五年仍未平息，越闹越凶。春天，潞安疫病重燃，死人比上年更多。夏天时，长治县也流行大疫。十六年三月，泽州继续大疫，一些人竟全家死绝。而闻喜、垣曲的疫病继续向四处扩散，临津、平陆、荥河、稷山都发生大疫，"民疫死甚众"，到了麦收时节，得病人太多，竟无法登场脱粒。

这场疫病至万历十六年以后，突然趋于平静，疫病暂告一段落。

万万想不到的是，从万历三十八年（1610年）开始，山西中部重又出现疫情。这年的疫病首先从阳曲县开始。抚院魏知府紧急派出医生施药救治。

万历《山西通志》对太原府的疫病症状描写，说明这次重新发生的疫病流行肯定又是鼠疫："九月，太原府人家瘟疫大作，多生喉痹，一二日就死去，死者数量无法统计。即使经治疗活下来的，都出现斑疮退皮，得病的十家之中有八九家，十人之中有六七个，连续数月还不停止。晋府瘟疫特别严重，十九日夜二更，连晋王也得瘟疫后死去。"

鼠疫患者呼吸困难，气管及支气管黏膜极度充血，管腔内血性泡沫状浆液性渗出，常可见泡沫血样液自口鼻渗出，因此古书上的"喉痹"大概就是肺鼠疫的症状，且发病一二天即死，与肺鼠疫完全相同。预后所发斑疮退皮，怀疑有可能一部分人得的是皮肤鼠疫。该病侵入的局部出现疼痛的红斑点，形成水疱，其表面有黑色痂皮，周围有暗红色浸润，底部为坚硬的溃疡。

万历三十九年，疫病有从山西中部向南部传播的趋势。这年沁州发生大疫，当地人称为黍谷症，这明显是淋巴结炎引起淋巴肿大的症状。沁州鼠疫"挨门传染"，为害深重，人见人怕。

从总体上看，万历七年至万历十六年，山西发生了特大鼠疫。由山西中部首先发生，并逐渐向四周扩散。万历三十八年到三十九年，山西中部又一次出现鼠疫，曾向南扩散，但传播规模没有超过前一次。

万历年间山西的鼠疫还传到了河北地区。万历十年秋天，怀来县宣府镇的百姓有很多人头颈肿大，一二日就死掉，当地人称之为大头瘟。这个毛病"起自西城"，秋天传至本城，"巷染户绝"。冬天这病传到了北京，明年又传向南方。宣府镇的大头瘟也是头颈肿大，且染疫后快速死去，这与山西的鼠疫是完全一致的。"起自西城"，应该是从西面的山西省传过来的，然后由这年冬天传入了北京，万历十一年传向南方。

同时期的通州、东安、霸州、文安、大城、保定都有疫情，得的都是大头瘟症。传入河北地区的鼠疫，传染力未见减弱，同样引起了高死亡率。有些地区死人达到总人口的一半以上，有许多是一门一门死绝的。一些州县城内死者枕藉，因害怕传染，即使是至亲也不敢看望吊丧，谁去吊丧，马上就会传染得病。周围地区听说后人心大乱，不知该如何是好。

著名学者曹树基教授推测单单万历七年至万历十六年的鼠疫就引起山西、河北约数百万人的死亡。万历鼠疫使山西和河北的社会经济遭到了沉重的打击，尤其是山西，对社会发展产生了严重的破坏性。一定程度而言，山西部分地区的社会进程出现了倒退的局面。

李自成将鼠疫带进了北京吗?

崇祯朱由检是明朝最后一个皇帝,他统治时期的社会秩序十分混乱,自然灾害不断。崇祯年间,许多地方流行起了鼠疫,尤其是崇祯末年,各地的瘟疫是一场连一场。

华北是当时鼠疫重要的流行区。鼠疫首先零星地出现,可能仍是在山西。

崇祯六年(1633年),山西突然很多地方出现疫情。如垣曲、阳城、沁水大疫,道馑相望,到处都是死人。高平、辽州大疫,也死了很多人。这年山西南部普遍出现旱灾,而疫情主要是在山西东南地区流行。

沁州沁源县城仅数百户人家,但由于年岁荒饥,每斗米卖到500钱。夏天遭到瘟疫袭击,死者不计其数。沁源、辽州在崇祯五年遭受战乱,死了很多人,因而卫生条件肯定极差,所以这年的瘟疫是否一定是鼠疫,难以明白确定。

崇祯七年、八年,山西西部靠近黄河的兴县社会不安定,自然灾害交加,出现了疫病。这场疫病当时称为"天行瘟疫",只要早晨一得病,晚上就死掉。甚至有的人在一夜之内,全家全部死尽。百姓惊恐出逃,县城里空荡荡,剩下没几个人。兴县的疫病与崇祯六年发生在山西东南部的疫病应当是没有相互关连的,因为地理位置相距太远。兴县的这场疫病从快速死亡和强烈的传染性两个方面看，必是肺鼠疫无疑。由于人们对万历年间的鼠疫有了了解，所以没感染病菌的人全部外逃，但外逃的结果往往是将病菌带向了异地。靠近兴县的临晋这年也有大疫，疫病的高峰在三四月之间。

崇祯十年（1637年）以后，山西自北到南鼠疫大流行。大同瘟疫流行，连牛也会得疫病。十四年，瘟疫大作，吊问绝迹，又出现大饥荒。南部的稷山县出现大疫后，死者相枕藉，到处都是死尸。

崇祯十六、十七两年是山西流行鼠疫的高峰。浑源县有得病死后灭门者，而大同府瘟疫再次兴起，灵丘县瘟疫传染力特别强，死者过半。南部的潞安大疫，病者身上出现一个肿核，有的人吐出血痰，人们相互之间不敢吊问，有阖家死绝的，而边上的人也不敢去替他们下葬。

河北京津地区，崇祯十三年后也是大疫流行，而且有很多肯定是鼠疫。第二年，疫情继续有所发展。大名府上年的瘟疫传染一直延及次年。春天无雨，瘟疫大流行，人死十之五六。顺德府由于连年荒旱，也是瘟疫盛行，死者不可计数。这年七月疫病传进了京师。

这二年间的疫病尽管发病范围较广，并造成局部地区的高死亡率，但总体上说不能全部指认为是鼠疫，只能推测可能有的疫病有像鼠疫流行的迹象。

　　崇祯十六年，河北地区流行的瘟疫完全可以肯定是鼠疫。顺天府通州于七月流行疫病，当时名其曰疙疸病，只要在一间房子里的人就会全部传染，有的是阖家全部丧亡。"疙疸"就是一个个肿块，指的是鼠疫患者的淋巴肿大。京师北部的昌平州也出现大疫，大家也叫它是疙疸病，见到这种病就会死人，甚至也有灭门者。鼠疫患者从呼吸道排出的病菌通过空气飞沫传入他人体内，快速引起肺炎，所以只要与鼠疫患者一接触，马上也会得病，且快速死亡。保定府处于京师南约200多里，这年郡下属县都出现大疫，其中雄县的瘟疫最为严重，人心惊畏，吊问之礼全部免除。至此，鼠疫将京师包围了起来。

　　疫病蔓延进京师是在这年的二月，这场鼠疫流行造成了20多万人的死亡。

　　有本叫《花村谈往》的书记载：八月至十月，京师内外疫病流行进入高峰。流行的病叫疙瘩病。不论贵贱长幼，得了这种病很快就会死亡，甚至一呼病名，病就来了，不留片刻，人就死去了。患者胸腹稍满，生白毛如羊，日死人数千，很多人死了连病名都还不知道。兵科曹良直正与客人谈话，举茶打恭行礼，人站不起就死去了。兵部朱希莱拜访客人后急急赶回家，一进室内就死去。宜兴吴彦升受命为温州通判，刚想登船去上任，一个仆人就死了，另一仆人去买棺材，很久还未回来，赶去一看，这个仆人已经死在棺材店。

有同在一个旅馆住宿的朋友鲍某劝吴某搬迁到另一个旅馆，鲍某先背负行李到新居，吴某稍微落后一会儿赶来，他看见鲍某已死在新居里。吴某赶忙又搬出去，等到第二天清晨，他也死去。钱晋民陪同客人饮酒，话还未说完就断了气，过了一会儿，他的妻子及婢女仆人等在短时间内死了15个人。又有两个同伴骑着马赶路，后面的人先说话，前面的人答了话，后面的人再说话，前面的人已经死在马鞍上，手里的马鞭还在高高扬起。沿街小户人家死的人更是无法计算，街道上已经没有人在闲谈、散步了。死的人实在太多，很多人连棺木都没有，因为棺材店来不及赶制。根据官方计数，九扇城门抬出的死者有20余万人。

其时天津督理军务骆养性谈到京师的鼠疫时说：去年京师瘟疫大作，死亡者相互枕藉，十室九空，甚至户丁尽绝，无人为死者入殓。他的讲法和《花村谈往》的记述完全相符。

与京师很近的天津也受到鼠疫的侵袭，不过已是崇祯十七年了。骆养性谈到：上天将灾害降临人间，所以瘟疫流行。自八月至九月，疫病传染到达顶峰。感染疫病者时间长的，一二天中死亡，而时间短的，早晨得病，晚上已经死了。天津城内每天就有好几百人死亡，甚至有的全家不留一个活的。这种病一户挨着一户传染，没有一户能幸免的。只要有一个人得了病，就会传给全家人。这病在天津城内已经传播了有两个月，引起了重大丧亡，至九月达到高潮，城内外都在死人，而城中心死的更加多。现在的天津城中路途上到处都是棺材，耳朵听到的都是哀号之声，人们个个都是悲凉惶恐。

崇祯十七年二月，李自成的农民起义军攻占了太原，遂分兵直趋北京。其时从山西到北京，鼠疫仍在兴风作浪，李自成义军穿越疫区，不感染疫病是绝不可能的。所以当时的人们在述说李自成义军时总认为疫病是李自成带来的，而实际上李自成义军本身也是疫病受害者，义军的流动作战不过是将疫病的流传重新激活。北京西北的宣府地区在李自成大军经过后疫病重又活跃，有人说："凡贼所经地方皆大疫，不经者不疫。"京师周围的鼠疫直到清初仍未停息。顺治元年（1644年）九月，保安卫、沙城堡大疫后死绝的不下一千家。《怀来县志》载："生员宗应祚、周证、朱家辅等都是全家因疫死绝，连鸡犬都死尽。黄昏时鬼行市上，或啸语人家，突然听到人声，会感到很吃惊，这真是奇灾啊。"

鼠疫也传到河南地区。河南内黄县崇祯十三年出现瘟疫，死者超过半数。第二年，中原大地疫病四起。春天时，内黄县一带家家遭瘟，死的人数达总人口的七分。出现了有地无人、有人无牛、土地荒芜的惨景。偃师县、阌乡县整个春天饥荒大疫连着来。阳武县瘟疫兴风作浪，十人之中有九人去世，一门灭绝者无数。

荥阳县的春天大疫，家家户户都有死人，三月之内路上不敢有行人走动。商水县春天出现大疫，到秋季方才停息，死者无数。起初死人还给棺入殓，后来只能买薄席一卷了之，最后因阖门皆死，竟然无一人来为死者收尸。六月盛夏，街上很少有人迹，耳朵里听到的只是苍蝇嗡嗡声而已。这些地区的疫病十分剧烈，挨家挨户传染，一批又一批地死人，连棺材也来不及制作，马路上吓得连行人也没有，如此疫病必是鼠疫无疑。

名医吴有性在其名著《瘟疫论》中对这场大疫有详细记载。他记道：崇祯十四年，直隶、山东、江苏、浙江等省从春季起即有传染病流行，传染性很强，常常全家传染。病人症状有咳血，或有淋巴腺肿，疫情十分凶险，病稍缓者早晨发病晚上死掉，病急者顷刻而亡。到了五六月间，疫势更为猖狂。当时很多医生认为是伤寒，但患病者的死亡速度远非伤寒所及。人们称这种病为"瓜囊瘤"，或"疙瘩瘟"，或"探头瘟"，都是形容这病死亡迅速，并且说这种病幸而不常见。

徐树丕《识小录》也说：起初京师有疙瘩瘟，因为病人身上一定有血块，因而得名。甲申春，吴中又盛行此病，又叫西瓜瘟，因其一吐血一口，如西瓜瓤状，得病后立刻就会死人。

吴江县的肺鼠疫

明代末年，今江苏吴江县遭到连续两次的大疫袭击。

崇祯十四年（1641年），吴江突然大疫流行。这场大疫中死去的人不计其数，死亡率之高令人惊讶。有一大户人家，先是一人染病，但几天里全家数十人一一被感染，最后全部不治身死。《吴江县志》称："阖门相枕藉，死无遗类者。"这种高死亡率的疫病当时人十分少见，只觉得"偶触其气"，必死无疑。也就是说疫病的传染力极强，只要与病人一接触马上就会死人。

吴江到底流行的是什么疫病？从上面疫病的症状来看，与当时全国范围内鼠疫大流行肯定存在着一定的关系。吴江流行的疫病，也很像鼠疫。鼠疫死亡率特别高，通过呼吸道就能将疾疫传染给他人，所以"偶触其气"，也必会传染上。

当时吴江有个诸生叫王玉锡的，其老师陈君山一家父子妻奴五人一夜之间全都得病死了，亲戚、邻居害怕接触尸体也会染病，没有一个人敢上门探视，更不用说去替他们大殓安葬了。王玉锡毅然一人前往，并对他人说："平日里老师将我当作弟弟一样看待，我怎能不顾师恩而坐视不管呢？"遂带了几位乞丐到老师家，将尸体一一放入棺内。陈君山家有一个在襁褓之中的小男孩，本以为得病死了，王玉锡摸摸他，还有一点点呼吸，于是抱回家给他用药医治，喂给他吃奶，小孩最后竟被救活，陈家保留下了一脉香火。

崇祯十七年（1644年）春，距上次鼠疫流行仅隔三年，吴江再次鼠疫大流行，得病者最主要的症状是口中不时喷血，喷血后不久就毙命不起。吴江城内死掉的人在历史上从未有过这么多，甚至一条巷内的居民全部得了这种病而丢命，更不知有多少人全家死绝，一个活的也没留下。从患者喷血后马上毙命看，这是一场严重的肺鼠疫流行，是肺鼠疫典型的症状。这场大疫，使吴江人惊慌不安，人们望着那些根本没有办法可治而一个个死去的同胞，全部吓昏了，各家各户能够做的，只是哀祈鬼神保佑家人不要染上这种疫病。人们纷纷在家里设香案，燃天灯，"演剧赛会，穷极瑰奇"，想尽一切办法尽自己最大的力量供奉鬼神。当时吴江城全像狂了一样，花费了数以万计的钱，庙宇中吏卒全部用生人充当，不时听到神语呵喝，空有枷锁捶挞之声。缺乏科学知识的人们认为只要诚心供奉祭祀鬼神，就能保佑其全家人身体健康，不受鼠疫感染，所以供奉鬼神成了他们救疫的唯一办法。

这场大疫持续了一个多月，给吴江人民的生活带来灾难性的破坏。疫病不仅夺走了大量吴江人的性命，而且留给了后人痛苦的回忆。

乾隆间的鼠疫：人见死鼠如见虎

乾隆末年，全国很多地方都发生疾疫，从现代医学科学知识来分析，很可能是一场鼠疫的大流行。

云南赵州发生大疫。当时有怪鼠白日窜入人家，立刻伏在地上呕血而死，人染其气者，没有不立即死去的。年不满30岁十分有才气的诗人师道南曾赋《鼠死行》一篇，描写当时的疫情："东死鼠，西死鼠，人见死鼠如见虎。鼠死不几日，人死如坼堵。昼死人，莫问数，日色惨淡愁云护。三人行未十步多，忽死二人横截路。夜死人，不敢哭，疫鬼吐气灯摇绿。须臾风起灯忽无，人鬼尸棺暗同屋。乌啼不断，犬泣时闻。人含鬼色，鬼夺人神。白日逢人多是鬼，黄昏遇鬼反疑人。人死满地人烟倒，人骨渐被风吹老。田禾无人收，官租向谁考？我欲骑天龙，上天府，呼天公，乞天母，洒天浆，散天乳，酥透九原千丈土，地下人人都活归，黄泉化作回春雨。"但没有过几天，他自己也因怪鼠染上疾疫而死去。

鹤庆宾川城乡居民，每次看到老鼠向人跳跃，跳罢立即死去，人便会生出红斑块，或者吐血痰，死亡非常快，就医服药都没有任何效果。

云南地区的疫病首先是由鼠类之间的传染病开始，再传给人类的。这种疾疫前者似是腺鼠疫的特征，后者口吐血痰，似是肺鼠疫特征。可能是腺鼠疫发展成肺鼠疫，所以死亡率特别高。这场大疫在云南传播范围很宽广，很多地区都有这样的现象，死者不计其数。也有人猜测，这是一场由缅甸传来，现传到内地的疫病。

1793年的春夏间，北京也发生疫病大流行。从病人就医时的症状看，也似是鼠疫流行。当时很多医生全力投入抢救病人生命的行列中，但苦于不得正确方法。以张景岳法治病，十死八九；以吴又可法治之，也没有什么效果。

据史籍记载，北京正阳门外祁某感染上了疫病，周身斑疹，紫黑相间，六脉全伏，四肢如冰，症状十分严重，是鼠疫受害者的全身中毒症状，余霖投以大剂清瘟败毒散，每剂石膏八两、犀角七两、黄连六钱，北京药店都拒不卖药，以为医生误开分量，以八钱写八两，六分写六钱。结果如此连投15剂，才告安全。计用石膏六斤、犀角七两、黄连三两。仿效余霖的方法治病者，病人都霍然而愈，因此治活的人不计其数。被治愈者家属汪副宪、冯鸿胪都录方传送，更扩大了救治范围。余霖根据自己治愈疾疫的经验，于次年自序刊行《疫疹一得》二卷。此书论述病源症状，详序疫疾提要，示人以瘟疫病辨认方法。余霖的治疗方法对扑灭当时京师疾疫起了很大作用。就连清代著名文人纪昀在《阅微草堂笔记》中也予以记述，并惊讶地评论："不知何以取效如此。"

海岛上的鼠疫

台湾一直是各种疫病比较频繁流行的地方。1895年，根据《马关条约》，台湾为日本侵略者所占有。日本人刚占领的第二年，台湾就发生了严重的鼠疫。据日本学者小田俊良的观点，鼠疫的病源是由厦门进入安平的帆船带入的，是否确实，还有待证实。不过，这一年鼠疫的确是从安平等港口首先出现的，当时安平一地出现了鼠疫病人约四五十名。同时期的台南也有病人数十名。

出现鼠疫后，日本当局最初未加以适当的注意。不久，鼠疫向更大的地区扩散，经淡水一直流传至台北。日本人堀内次雄在治疗过程中发现了首例鼠疫病人，他让军医村上弥若把从病人腺肿液中培养出的检体送往东京军医学校请求检验，希望有关专家能有所断定，结果，教官冈田国太郎确认这是一种Yersin鼠疫杆菌，与1894年香港发现的鼠疫是同一种病原体。

这年11月，鼠疫流行仍无平缓的迹象，日本侵略军当局也缺乏有效的预防方法，不得已之下，邀请东京帝国大学教授绪方正规等来台做细菌病理和临床研究。他们到台后，立即着手开展工作，在台北小南门外设立了鼠疫研究室，由堀内次雄协助做具体事务。在这段时间内，堀内次雄首先在死鼠体中发现了两端浓染的杆菌，以动物实验发现，均可使天竺鼠、老鼠感染致死。绪方正规在实验中把从鼠尸上逃离的跳蚤集中于试管内，把这些跳蚤用东西压溃，用来做动物接种确认实验动物死亡，证实了在鼠体上和人类身体上的鼠疫为同一病原体，这种附在老鼠身上的吸血昆虫跳蚤是疫病的传播媒介。

通过科学实验证实了老鼠与鼠疫之间的因果关系，并了解了鼠疫的传染途径后，日本侵略军当局准备采取措施，加强灭鼠工作，希望能防止鼠疫蔓延。

鼠疫刚开始流传时，得病及死者的数量并不算太多，每年仅数百人。1898年以后，鼠疫流行出现了一个高峰，1899年得病2637人，死了1995人。1901年，鼠疫患者全台湾已达4499人，同年病死的有3673人。由于死人实在太多，疫情受到了台湾各界的广泛关注。1902年，日本当局任命高木友枝出任台北医院院长。高木来台后，立即采取措施强化防疫工作，他在民政部警察本署设防疫课，自兼课长，同时组织临时防疫委员会开展防疫工作，但最后效果并不显著。

1898年至1909年，是台湾鼠疫流行的最高峰。1909年以后逐年减少，至1917年疫情平息。台湾的鼠疫流行前后共持续了22年之久，总患病人数达30101人，死了24104人。

在疫病流行期间，很多中国医生主动投入到救治工作中。如台中黄玉阶医师，亲自治愈鼠疫病人数百人，并设立

"黑死病治疗所"，受命为医生主任，不但首倡捐款灾民，而且任劳任怨，全力防治疫症的传染。他还印刷了自己的著作《黑死病疫瘩瘟治法新编》数千册，广为散发，普及民间防治鼠疫的知识。黄守乾医师应当局之聘，任传染病院中医部主任医生，救活无数鼠疫患者。此外还有叶炼金等医家，也是积极地参加救治活动。在他们的努力下，很多病人得以活命，对遏制鼠疫流行起到了重要作用。

海南岛北部地区海口市、琼山县、儋县、临高县、澄迈县和定安县的鼠疫流行，可以一直追溯到广东沿海港口建立商港后，英、法帝国主义侵略者通过大炮和兵舰，从腐败的清政府处摄取了海关的最惠特权，输入的物资不加检疫，以致造成鼠疫传播有利的条件的出现。

据一些专家分析，海南岛最早发生的鼠疫是1881年经北海、钦州、廉州、雷州半岛蔓延而来的。鼠疫的传入，给当地人民的生活造成了深重的灾难。

1882年，儋县首先开始发生鼠疫流行，这是海南岛最早的鼠疫记录。数年后，在琼山县辖治发生鼠疫流行，盐灶、海甸等村出现严重疫情，共死了9000余人。1894年，海口及附近又发生鼠疫流行，定安县也见疫情。次年春，海口等地鼠疫流行，死亡1000余人。琼山县由于疫死的人实在太多，棺材店内的棺木全部一售而空。1900年春季，海口及沿海各村鼠疫流行十分惨烈，有一家尽殁而无一人生存下来的。

三四月间，疫病波及郡城，六月始止。

这场剧烈流行的鼠疫据伍连德先生在其《鼠疫概论》中断定，大多数是肺鼠疫患者。从发生鼠疫的时间可以推测，琼山县与香港、雷州半岛及海防交通十分频繁，1888年以后鼠疫流行最先见于停泊商船、海船的盐灶村一带，故鼠疫之来源很有可能与上述这些地区有关。

1904年，澄迈县发生鼠疫流行，前后共死了300多人，流行期间也同样常见死鼠。这年儋县再次爆发鼠疫，首先见于新盐港新隆村，故认为是从海路传入的可能性很大，其来源大概是越南和临高。至第二年，鼠疫流行即遍及全县各个墟镇乡村。这场大疫前后共计死亡15000人左右，死亡率极高。

两个海岛，几乎在相同的时间内，发生着差不多的疫情。最为相同的是，两地疫病都是为害剧烈，死亡率高。

鼠疫袭港

香港是一个海路交通要道口岸，很多传染病通过来往船舶输入本埠，造成极大的危害性。

1894年，鼠疫袭港，死亡人数为2547人。一时间，人心惶惶，约有8万多人离港，使经济受到重大打击。染疫者以上环太平山区的居民为最多。港英当局对出现这种大规模的疫情缺乏思想准备，防治疫情的措施不甚得力，一度曾经是心慌脚乱，后来决定将患者集中在趸船上进行隔离治疗。

华人染疫者对如此的医疗做法很不习惯，因为中医传统从不是这样的，多数人情愿留在家里采用中医药治疗。港英当局对华人的这种不配合情况十分不满，规定了防治疫情发展的强制措施，向社会公告说，如果染疫得病者一旦被港府卫生人员发觉，就要被强制送往西医医院进行治疗。对染疫者家庭，要予以熏洗消毒，以防互相传染。在死者尸体上，必须撒布石灰以后才能埋葬。为避免与政府纠纷以引起上述麻烦，华人有谁染疫了也往往隐匿不上报，死后就秘密地弃尸街头，或偷偷地一埋。港英当局不得已之下派出大量士兵逐户检查华人房屋，每隔十天左右搜查一次，这样一来，市民们深受其扰，大为不满。几次搜屋后，散发出的疫病菌竟感染到了士兵的头上，有5位士兵染疫死亡，这的确是令人意想不到的。

在防治鼠疫流行的过程中，明显地出现了华人染疫者对医生的信任问题。华人一般素来信仰中医，染疫后也多数去香港的中医院东华医院就医，拒绝前往港英政府组织的西医趸船求医，这实际上是几千年来中国文化对汉人的熏陶所致，人们对西方人引以自豪的西医并不习惯，对其治疗并不相信。华人对西医的偏见引起了部分西医师及洋人社会的不满，他们把气出到了东华医院的头上，向港英当局控告东华医院办理不善、中医治疗有问题，还罗列了许多医案佐证，要求解散东华医院，把它改为公立的平民医院，也要用西法治疗病人。

中西医发生不和与冲突后，香港总督便委派一个由辅政司杰姆士、史徒华、洛克、何启（唯一的中国籍医生）和遮打等5人组成的委员会，专门负责调查这件纠纷。经一段时间的详细调查，委员会成员亲自看到了中医治疗的效果，中医医务人员工作的认真态度，最后一致确认东华医院采用华人方法治理病人，乃是适应了华人的需求，治疗上是十分有效的，对防治疫病的作用是不容忽视的，可以补政府医院之不足。但委员会又建议港府委派一位曾研习过西医的华人，担任掌院（后改称院长），并要经常编制正确的死亡统计，以便规范防治疫情流行的计划和措施。

无疑，港英当局中并不全是由狭隘眼光的人所组成，也有一小部分人能够撇开民族观念，坚持正确的科学观，对中医治疫作出正确的肯定。通过中西医方法的共同努力，这场猖獗的鼠疫流行终于得到了控制。

同治、光绪间的鼠疫

清同治初年，云南地区出现鼠疫大流行。

《俞曲园笔记》记载说：同治初年，滇中大乱，社会秩序不稳，到处都是被杀人的白骨，通都大邑，都成了废墟。当时又有大疫流行，发作前，人们常会发现其家里的老鼠无缘无故地死掉。老鼠或死在墙壁缝里，或死在灰尘垃圾里。最初人们没有发现老鼠死了，但日子一长老鼠开始腐烂，人们闻到了臭味，这时人就马上会得病。这种病得的时候很突然，人身上先是隆起一个小块，坚硬如石头，颜色微微发红，手指按按极痛。不久，人开始发热，并胡言乱语起来。得病者有的隔一天死去，速度快的当天就会死掉。医生们对这种病都束手无策，不知道该开具怎样的处方。有的医生干脆用刀把病人高起的肉块割掉，但这个地方刚割罢，另一地方又隆了起来。得了这种病，千百人中只有一两个可以活下来。疫病最初发起于农村乡下，不久延及小镇、城市。只要一家有病人，其左右十数家都吓得马上搬迁躲避，走到半路上发病死掉的人实在不少，所以即使想躲也躲不掉。这病的厉害令人心颤，有的阖门同尽，有的比户皆空，有的一个村庄全部死光，绝无人迹。

光绪年间，鼠疫在全国呈大范围流行的态势。光绪十七年（1891年），广东境内爆发鼠疫，清远、吴川、廉江、信宜、电白、茂名等地都死了不少人。吴川县春天有鼠疫出现，至夏天流传开来，城内外死亡男妇达七八百人。梅菉市一地死亡三千余人。廉江县春天大疫，城厢地区特别厉害，县城与安铺墟死亡七百余人，大路坡墟也死了三十多人。电白县水东墟死了三十人，都是先鼠疫而人紧跟着，死亡的大多是小孩、妇女、工役人等。

在这之后的数年里，鼠疫在我国东北、华北、华南、西南、西北不断发生或流行。1893至1894年间，我国云南、广东、海南岛、香港、厦门、福州、内蒙古等地均被波及，死亡共达十万人以上。

如1901年，玛纳斯、呼图壁一带的天山牧场曾流行鼠疫。这年的七月二十日左右，二道马场突发怪病。起因是一个当地的牧童拾到了一只死掉的旱獭，剥皮后第二天发病，第四天死亡。这种病遂从一道马场的阿克毛纳伊克直到呼图壁的诸瓦勒蔓延开来，污染地区约四百华里，前后死亡人数有二百余人，流行时间长达五十多天。疫情出现后，未采取任何预防救治措施，牧民纷纷迁移外逃，疫病自然熄灭。

福建的泉州，是中国东南鼠疫流行的严重区域。泉州的鼠疫小流行年年有，大流行主要有1901、1912年等，此后仍有多次大爆发。时一人染疫，全家老少自相传染，立即扩散到一街一巷，朝病暮死，几乎户户有死人。如到病家去探视，马上会发生交叉感染，如烈火燎原，传播四方。东岳山公墓每天入葬一二百具棺木，连医生也不能幸免，全城陷于死亡恐怖之中。当时的相公巷、南俊巷、庄府巷等街道是严重疫区，一旦出现疫病，地方政府不作预防，只是在巷头拦根草绳进行封闭，并不知道该怎样抢救，事后又不做全面消毒。面对鼠疫的猖獗，市民们只能迷信鬼神，在大疫期间就搭台演戏，乞求鬼神庇佑，所起的作用很有可能是加速疫情的扩散。

1899年刊印的《药园随笔》，对云南、贵州的鼠疫进行了详细的记载："滇、黔、两粤前一段时间有一种疫病叫瘰子症，得这种病的人十个当中痊愈的不会超过两三个，甚至有一个家庭全部染疫死亡的。这种病民间通俗的叫法是耗子病，主要是老鼠先感染了疫病死去，人如果看到了死鼠，闻到了老鼠的臭气就会得病，有时在房间里并没有死鼠也会得病，很快就流传了开来。这种疾病的症状，不论男女壮弱，一经发热，就生出瘰子，有时在腋下，有时在两胯、两腮，有时只觉得疼痛而看不到它的形状。感染疫病后，快的一昼夜，慢的三五天就会死去。"

鼠疫一再流行，使人们渐渐地开始产生了如何预防的认识。鼠疫的后果十分严重、可怕，如何避免、预防鼠疫就显得特别的重要。《鼠疫抉微·避疫说》中，转引清末吴子存的理论，说："避免发生鼠疫的方法：当没有什么事情时，要洒扫庭堂房屋，使之清洁光明。厨房沟渠，要整理洁净，房间窗户，要通风透气。凡是黑暗、潮湿之处，一定不要去居住。如果听到近邻有死老鼠，就要时时小心察看。埋葬死老鼠时要掩鼻转过脸去，不能冒触死鼠之气。要经常用如意油擦拭鼻子，以规避邪气的侵入。家里的人不可在地面上坐卧，奴婢小儿平时都不要赤脚，一定要穿上鞋子，农人也要穿上草鞋，以隔断地气。当疫势最最危急时，要马上避开撤走，找个大树下的阴凉当风之处居住。如果泛舟水上那就更好了，实在不行的话，搬到近水当风之处居住也是可以的。这些年广东一直有鼠疫发生，雷州、廉州大疫流行了十多年，但凡是船户及艇家，和居住在湖河边上棚棚里的渔民，竟然没有一个人感染鼠疫，就是这个道理啊！一般来说，水面以大的江面和大的水塘为最佳。如果周围缺乏江湖，不能靠水居住，那么山峰顶上四面当风之处也是比较好的。居住在城市里的人，能够爬到城墙上避疫也是不错的。如果实在无处可以躲避，那么每天全家男女老少可以到屋外有树林处高坐吹凉，到晚上回到家里，仍然要开窗透风，而且用极其细散的沙子，在床底下铺上厚厚的一层，最好还要将屋顶上的瓦片全部掀开，让房子见天，这样自然就平安了。假如躲避到其他的房子中去，必须是清凉疏爽之处，不要众人拥杂在一起，这样反而容易致病。倘怀疑自己感染了鼠疫，要马上搬出家里，到外面大树下当风处居住，一定要高床高凳，千万不要接近地面。如果接近地面，则很容易感受毒气，会加速病人死亡。"吴子存揭示的上述规避鼠疫的办法，几乎全部符合预防医学的要求。他既重视了对死鼠的及时处理，又提出了如何事先规避以及得病后的防治方法。

清末东三省鼠疫

清末，东北已经成立了初步的防疫机构，对防疫事务也有了一定的关注。如在光绪年间，防疫事宜在辽宁省城沈阳由巡警总局兼管，局内设卫生科，掌防疫等事，有了防疫的开端。当时官立卫生院复设"防疫病院"，制定了章程，明确规定霍乱、伤寒、白喉、菌痢、天花、猩红热、鼠疫、麻疹等8种病为本院接收治疗范围。对病人入院、隔离、消毒、诊视、看护、病房、药物、食品、出院、死亡尸体处理等都作了详细规定，其管理制度相当完善，类似今天的传染病院。但是，没有专门设立独立的防疫机构，没有采取公共的预防瘟疫流行的措施，很多计划仅仅停留在纸面上，没有落实在实际行动上，即使在东三省政治和经济中心沈阳都是这样，何况其他地方，以致当一场世所罕见的鼠疫大流行来临时，人们多少有点不知所措。

1910年，我国东北发生鼠疫。首先在海拉尔出现，渐次向齐齐哈尔、哈尔滨等处蔓延，不足2万人的哈尔滨死了5000多人。次年，疫情蔓延到吉林省敦化、额木、延吉一带，一个延吉县死了323人。

疫病越过吉林，很快传播至辽宁省，席卷了该省数十州县。患病较重者，往往全家毙命，当时采取的办法是将其房屋估价焚烧，去执行任务的员役兵警也相继死亡，数月间即死亡了六七千人。

据东三省督抚锡良奏陈疫情电文所述，此次鼠疫蔓延所及达66处，死亡人口 4 万余人。另据资料说，这次东北鼠疫大流行死亡总人数约为 6 万人。曹廷杰《防疫刍言及例言序》中说："宣统二年，黑龙省西北满洲里地方发现疫症，有人病死。很快由铁道线传至哈尔滨、长春、奉天等处，又传到了直隶、山东。报纸上所登东三省疫毙人数，自去年九月至今年二月底为止，约计报知及隐匿的人数已达五万至六万。"

鼠疫流行猖獗之时，清政府束手无策，拿不出预防办法，日本、俄国都欲越俎代疱，企图把防治鼠疫的大权抓到自己的手中，其理由是说我国没有担得起这种重任的人才，并不时用出种种威吓的言辞。俄国甚至乘机欲进兵，所以民政部特电东三省总督，加派兵巡，切实查验，免贻口实。

这个时候，清政府外务部官员施肇基举荐了不久前刚从海外归国就任军医学校会办的伍连德医师，电邀他到京就任总医官，主持东北鼠疫防治工作重任。两日内，伍连德带了学生多名，广购药物，即启程至哈尔滨。伍氏为控制鼠疫沿交通线蔓延，提出加强铁路检疫，有效地切断了鼠疫的蔓延途径。又建议并增设了防疫的组织机构和制定了防疫条例，举办除秽所、化验室、养病院等，以便从根本上控制疫情的发生和扩大。

鼠疫出现后，清政府下令各处严防，毋令传染关内，并让外务部、民政部、邮政部随时会商，认真筹办，切实稽查，不要疏忽。由于采取的防疫措施及时得当，数月间在东北三省内的鼠疫蔓延得到了控制。

因东北鼠疫大流行所造成的损失十分惨重，为了防止鼠疫卷土重来，1912年，经伍连德倡议，在哈尔滨成立了东三省防疫事务管理总处，并由伍氏本人任处长，在满洲里、哈尔滨、拉哈苏苏、三姓、大里河等处设立隔离医院。不久，又在安东、海拉尔、齐齐哈尔设立防疫处，后更在天津、北京设立了两所传染病院。这一切措施，为以后发生在东北及我国其他地区的鼠疫得到控制提供了基础条件。

CHAPTER

05

第五章

　　这是一种古老的疫病，它在中国流行，伤害性命。有人猜测这种疫病是东汉时从南方传入我国的。清代的皇帝们，与这种疫病结上了解不开的缘，有的是祸，有的是因祸而福。皇位的换来换去，与天花扯上了关系。

皇帝与天花

天花在我国最早的记载，见于晋朝葛洪的《肘后方》。他认为天花是一种流行病，称它为"天行发斑疮"。这种疮发于人的头面及身体，不好好进行治疗，严重者数日后必死。这是第一次准确而详细地描述了天花症状，并提出了治疗的方法。

隋唐时期，人们称天花为豌豆疮，已有了许多种的治法，王焘《外台秘要》更是搜罗百家治疗方剂达12种之多。至宋朝的医书中，天花才被称为豆疮，后改豆为痘。南宋名医陈文中《小儿痘疹方论》，始把这一疫病看作是小儿病。他认为胎毒是得病的一大原因，主张用热药治疗，用温药托里疏通。同时代的董汲认为这种传染病的护理原则是不能与杂人接触，病未愈之前不能吹风。如果能吃点食物，可不时给他少许葡萄，因为能利小便。

今天我们说的天花，是天花病毒所引起的烈性传染病。其主要表现为严重的病毒血症，皮肤成批循序出现斑疹、丘疹、疱疹、脓疱，最后结痂、脱痂、遗留痘疤。此病传染性极强，易导致大流行，病情重，病死率极高。

至明代，此病流行比比皆是，已经成为一种极为普通又极为残酷的常见病。由于普通，很多文献都没有系统描述天花全国性流行的情况，但却在很多相关文字里又透露出了它大面积流行的迹象。

如武进县医生丁焕善治痘症，由于痘症盛行，丁焕一日诊视常常超过百家。出诊回到家，填街满户尽是来取药的人。虽然有不少是危急病人，但服了他的药后，都有很大效果。

万全曾在《痘疹世医心法》上记载："嘉靖十三年春，痘毒流行，病死者什八、九。"至次年春，痘症仍在流传。

由于痘症的大面积流行，而且死亡率又极高，引起了众多医家的关注，他们根据自己的医疗实践，提出了很多治疗的方法。

东北地区原先是没有天花的，随着与汉人的接触，特别是清人入关后，满汉两族人民交叉居住在一起，天花与清朝皇帝结下了不解之缘。

皇太极畏惧天花

中国人一直对天花十分恐惧，这主要是这种因病毒引起的接触性传染病，患病严重的常会引起脓毒败血症而在数日内导致死亡，轻者痘溃破结痂脱落后，往往留有疤痕而形成麻脸，然而人们一直没有发现特效药来治疗这种疾病。

一般来说，满族居住、生活在东北地区，气候较为寒冷干燥，加之其生活方式以游牧、狩猎为主，这不仅造成了人体自然免疫抵抗能力较强，且病毒不易流行传染。但随着部众南移，入居中原湿润温和地区，和汉人接触多起来，天花就广泛地在满族中传染，甚至造成死亡。满族人对天花的恐慌和畏惧，甚至会引起社会的动荡，这主要就是在最初的移居和汉人接触后的不适应时期，天花出现了致命的流行。

自1616年努尔哈赤称汗建立后金后，女真势力布及整个东北，从一个山区狩猎采捕生活的民族一变而成了进行农耕生产的民族，文献中并未提及天花对当时社会有什么影响，但天花肯定已被女真人所认识。

1627年皇太极继承父位发动了对义州（今辽宁义县）的进攻，前线的将领要求皇太极增派蒙古军，并建议不要派没有出痘者前来，否则军队中都要得痘症的。皇太极同意了前线将领的建议，并对诸将说："如果碰到痘症流行，可令我军未出痘的贝勒及蒙古没有出痘的贝勒全部撤回，这样可以吗？如果没有多大妨碍，就留在部队里继续作战，这件事你们看着办好了。如果命令没有出痘的蒙古诸贝勒回去时，他带的随从也要酌量让其回去。"从这段材料来看，后金天花受害者似乎已经有很多人，肯定是吃了天花多次的亏后，他们对天花的流行才会有担心和惧怕，而且天花对后金的军事活动已起到了一定的抑制。

入关前的满族人对天花一直没有有效的免疫和治疗手段，他们采用最多的方法是隔离。1628年，辽宁天花大流行，遍及范围十分广泛，后金派往朝鲜的使臣甚至向朝鲜国王提出，由于朝鲜也流行痘症，因此只能绕道而行，应该"移置痘疫者"，即把感染天花的人安置到专门一个地方，免得别人传染上。1631年开始，后金又一次大范围地流传天花，造成了"国人多出痘"的局面，使政府的一些常规活动不得不被迫停止。

这年初，皇太极宴请蒙古前来朝贡的王公额驸，并赠赐了大量的物品。但稍后他听到了蒙古人中有人出痘的消息，吓得要命，竟然不敢出宫送行，只好取消了送行仪式。更为令人惊讶的是在第二年底，时为四大贝勒之一的莽古尔泰得天花病后去世。这位贝勒是皇太极的亲哥哥，在当时是一个炙手可热的人物，但皇太极只是草草地看了一下死者后，连葬礼、祭坟等活动都未参加，因为他害怕染上病毒。后金人对天花的防范主要采取这种深居简出、减少集会活动的消极预防方法，但减少接触，的确可以使自己减少染上疫病的可能。

此外，对一些年纪较小的儿童和少年，后金还设置专门的被称为"避痘所"的"忌地"，加以人为的强行隔离。

入关前的满族对天花的畏惧心理已经产生，但又无法治愈这种可怕的疫病。

顺治帝是怎么死的？

清军入关前，努尔哈赤为暂缓满汉民族矛盾，曾在辽东实行民族"分屯别居"政策，以使满汉互不相扰。入关以后，顺治帝对这条政策进行了继承，在北京某地实行满汉强行隔离和迁居。顺治帝五年（1648年）八月，政府下令北京城内"除八旗、投充汉人不令迁移外，凡是汉族官员及商人百姓等，全部迁徙到南城居住。他们原来的住房是拆去另外盖造，还是贸卖拿钱，各从其便"。时间下限规定到第二年的年底为止。这一措施的实施，除了为达到"满汉各安，不相扰害，实为永便"的目的外，更重要的是满洲贵族惧怕天花传染所采取的隔离政策。

然而，清军入关后由于是向南迁移，环境发生较大变化，气候更为湿润，因而大多水土不服，加上和汉人接触后，交相传染疫病的机会增多，得天花的人与日俱增。顺治二年（1645年），京城有很多人出痘，为防止传染，顺治帝颁敕旨云："凡是民间出痘的人，马上让他们驱逐到城外四十里远的地方。"被驱逐出去的当然主要是汉人天花患者，顺治以为这样就能切断传染源。

当时在汉人居住区南城巡视的监察御史赵开心上奏说：患痘者遭逐已可悲可怜，而有关部门执行的时候有很多失误，有的人身体刚刚发热以及身上生疥癣等疮的人，全部一概被驱逐出去，甚至是婴儿得了天花，被抢过去全部掷掉，一时间在汉人中间造成了人心惶惶的局面。这说明了满族人对天花过分紧张，因而神经质地对汉人十分怀疑，在具体处置上确有很多地方不太适当。

赵开心谈到了汉人被驱逐后的惨景，说："贫苦小民，移出城外，没有住的地方，也没有东西可吃，于是将弱子稚女抛弃道旁。"他建议朝廷对这项政策要进行修正："请今后凡是出痘的人家，一定要痘症已见，才令出城。有男女抛弃小孩的，交有关管理部门，严加谴责惩治。在城外四十里的地方，东西南北各选定一个村庄，令出痘的人聚集居住，不应该让他们有露宿游离之苦。"他认为："刚开始建立制度，一件事情的好坏得失，关系到天下万世之利害，希望皇帝能早日答复我的奏疏。"他的意见朝廷后来同意了，并命工部择定村落，具体承办。

对这一次的天花传染，清人其他史书也有描述。谈迁《北游录·纪闻下》云："满洲人原本是不出痘疹的。自从进入长安后，经常出疹而且很危险，遂说这是汉人传染给他们的。于是民间只要听说谁得了痘疹，立刻被逐出都城二十里。然而都城外面都是满洲人的赐庄，那些贫穷百姓可以到哪里去呢？经常见到一些人含泪将自己的小孩抛弃在道路的边上。有的人舍不得自己的房子，不想一个人住到外面，结果害死了自己的子女。"清政府驱逐汉人四十里的政策实际上并不见效果，至年底天花传染加剧，染疫人数迅速增加，清政府只能更加厉害地驱逐汉人。后来将汉人迁移至南城的政策，仅仅是隔离天花患者政策的进一步调整而已。

顺治初期，多尔衮独掌朝中大政，因此隔离政策其实是多尔衮一手策划的。当时的形势十分危急，所以他让顺治帝到塞外去避痘。多尔衮设置了专门官员负责治疗天花，这个官员叫"查痘章京"，主管旗人痘疹及北京内城百姓痘疹和将他们迁移出城的事情，过了很久这事才安定下来。就是说，如果满族人得了天花，也要被迁出城外的。

早在入关时，天花就被多尔衮用作消灭不同势力的武器在运用。豪格是皇太极长子，富有智谋，在清开国之际建有佐命创业之功。皇太极死，多尔衮提议立皇九子福临为帝，豪格对他恨之入骨。顺治元年，多尔衮派豪格出征，豪格大发牢骚说："我没有出过痘，这次出征，让我同往，难道不是故意想致我于死吗？"他的意思是你多尔衮分明是想让我豪格去感染天花。而多尔衮制裁豪格十分理直气壮，就认为他为了自己不被天花感染而置国家利益于不顾，不久就对豪格下了毒手。

顺治十年（1653年），又一轮天花流行高峰出现。这年十月，在西南征伐南明政权及大西义军余部李定国的战斗中，定远大将军、敬谨亲王尼堪战死，尸体运至京师，顺治想亲自去吊唁，但朝廷诸王大臣认为西南地区天花流行，力谏乃止。

顺治十二年（1655年）春天，朝廷继续采用驱逐天花病人出京师的政策来隔离疫源。但到年底，天花传进宫内，顺治帝还很年轻，没有出过痘，所以吓得躲到了京城南20里的南海子。天冷需取暖，惜薪司每天送炭到南海子。十二月，命惜薪司办公用房周围50丈方圆内，凡是居人脸上发光的，无论男女大小，全部要驱逐出去。在这次天花流行中，满洲大臣只要家里有子女出痘，就不准到朝廷中值日上班。而汉人被驱逐到城南后，仍是疫病泛滥，生活动荡不安。

顺治十八年（1661年）正月初二日，京城沉浸在春节的欢庆气氛中，这天顺治帝前往悯忠寺观看他的亲信太监吴良辅削发出家仪式。下午回宫后，顺治帝觉得十分烦躁，伴有高烧，遂卧病在床，实际上已感染了天花病毒。宫女、太监们奉命撤去刚刚挂上的门神、对联、彩灯、彩带。正月初四日，"传谕民间毋炒豆，毋燃灯，毋泼水"，外界官民始知顺治帝得了天花。

初六日，顺治帝感到自己活不长了，得了痘症后肯定起不来了，急命太监传谕大学士麻勒吉、学士王熙快速到养心殿记录遗嘱。王熙等垂泪从命，在床前草就遗诏第一段，见顺治已累得疲惫不堪，奏请皇帝暂歇，待他们拟就之后，再请皇帝御览。二人赶紧到乾清宫西朝房连夜起草遗诏，然后又赶到养心殿呈皇帝过目。顺治帝勉强挣扎着将遗诏修改了三遍，直到次日才定稿。初七日，顺治病情更重。傍晚，下诏释放刑部大狱关的罪犯。半夜里，圣驾宾天，24岁的顺治帝崩逝于养心殿。天花夺去了一位正值春秋鼎盛年的皇帝的性命。

由于顺治帝年纪很轻，且得天花后发病极快，仅病五天就不治身亡，所以在民间出现了种种谣言和猜疑，甚至故意渲染他平时的好佛，把他说成到五台山"出家"了。至今有的史学家认为这仍是一桩清初疑案，而电视、电影故意把这段史实弄得十分玄虚，以致人们通常认为顺治帝后来成了五台山的一位高僧。

康熙因天花得皇位

康熙被立为皇帝，完全与天花有关。

顺治得天花死后，给清初的政治带来了重大影响。老皇帝死了，接下来哪个人继位？满族在皇位继承的制度上当时还没有嫡庶长幼制。顺治帝共有8个儿子，其中有4个早已夭折，剩下的也都年岁幼小。最大的是次子福全，时年仅9岁，三子玄烨时年8岁。顺治帝生前在指定继承人选上并没有一定的意向，但最后在选择谁的争论中，皇太后、顺治帝的母亲博尔济吉特氏选择了玄烨。玄烨的被立，尽管与他自小表现出的品质和灵敏聪颖有关，但这并不是主要的，最为重要的原因是与天花有关。

玄烨出生于顺治十一年（1654年），当时北京城内天花泛滥成灾，满族王公亲贵吓得到处躲藏，连皇帝也不例外。为了避痘，出生不久的玄烨在内务府正白旗汉军包衣曹玺之妻孙氏的携带下前往皇宫西华门稍北的一座府第居住。孙氏是玄烨的保姆，就是后来写《红楼梦》的曹雪芹的曾祖母，数十年后的康熙对这一段经历仍记得十分清晰。康熙六十年曾颁谕说："今王大臣等，因为朕已经御极六十年，奏请庆贺，这是很符合礼仪的。想当初世祖章皇帝，因为我幼年时没有出痘，所以下令保姆护视我到紫禁城外，父母膝下，未得一日承欢，这是我六十年来最感到遗憾的地方。"

不过玄烨在这场天花流行中仍然未能幸免，还是被感染了。但得病后，在孙氏精心照料之下，不久即痊愈回宫。康熙自小就在祖母博尔济吉特氏的照料下成长，所以他的祖母尤其喜欢他。

被立为帝，完全与康熙得过天花有关。时倍受顺治帝信任，并被他称为"玛法"的钦天监监正、德国传教士汤若望认为：应立已出过天花的玄烨为继承人，因他对天花已有终身免疫力，可免其再遭不幸。这一点，在顺治帝临死前得到了首肯，而这种讲法，博尔济吉特也是十分赞同的，所以得过天花成了玄烨登上帝位的重要条件，而福全却没有得过天花。

得过天花的康熙皇帝，脸上留下痘痕，见过他的法国传教士白晋后来在给法王路易十四的报告中对康熙的长相有过详细描写，说他"威武雄壮，身材匀称，比普通人略高，五官端正"，"鼻尖稍圆，略带鹰钩状，虽然脸上有天花留下的痕迹，但并不影响他英俊的外表"。《俄国使团使华笔记》中有荷兰人伊兹勃兰特·伊台斯对康熙容貌的描述，也说康熙脸上有麻点："康熙与其同时代人路易十四一样，脸上有麻子。选择康熙作为他死于天花的父亲顺治皇帝的继承人，部分原因是康熙已生过天花，故可望张寿。"

康熙前期，天花作为一种传染病仍对清朝的政治有着一定的影响。如蒙古人一直作为满族的同盟军，清朝对蒙古王公贵族采取优抚拉拢的绥靖政策，甚至以联姻来加强关系，而蒙古王公的每年进京朝觐制度也是这种政策的一部分。蒙古王公本来以进京朝觐作为对自己地位重要的承认而十分愿意每年到京师来，再说每次到京，清政府大量的赏赐，他们觉得十分有吸引力，但这种流动却使清人和蒙古人都害怕会带来天花。随着北京天花一再流行，蒙古人甚至对进京感到害怕起来。康熙二十年（1681年），康熙出喜峰口北上巡视，选择长城外的河北围场县，设置了木兰围场，其目的是"习武绥远"，这样蒙古王公贵族可以不到京师就能得到清帝的赏赐，而清朝也可以在这里和蒙古人加强感情联系，稳定北方边疆。

康熙时期，皇宫中仍屡有天花出现。康熙十四年二月二十四日，皇长子允褆出痘。在这之前，康熙一共生有子女14人，存活者仅7人，其中3名卒于5岁之内，所以他对此事特别重视，自二月二十五日出痘至三月初三日，各衙门奏章俱命送内阁。这年清明祭孝诚仁皇后，因适逢皇子允褆出痘，为求吉利，皇家成员与三品官以上仅素服陪祭，停止举哀。

有鉴于丧父之痛、自身出痘之险苦和避免年幼的皇室成员经历自然出痘，在允褆出痘之际，康熙遂毅然决定在宫中推行种痘术，由于太医院的痘疹专科医生人数太少，在考选痘医进宫布痘时，同时诏求草泽医士入宫服务，其中医官甄国鼎和候选知县傅为格就是应召在为皇太子允褆布痘一事中出过大力的。

康熙十七年十一月二十六日至十二月初九日，允褆痊愈后，康熙谕礼部，挑选吉日遣官致祭圜丘、方泽、太庙、社稷，行告谢礼。同时，康熙也下令吏部，将调理皇太子出痘的医官甄国鼎与候选知县傅为格升职，以示加恩。十二月二十六日，并以皇太子出痘，颁诏天下。

在这次布痘活动中，值得一提的是傅为格。他曾向江西王、唐二先生学习种痘术，并游都十余年，为诸王公大人子弟种痘，声誉传遍大内，以至应诏入宫为皇太子允禔种痘。在康熙十九年十二月，康熙下诏："武昌府通判傅为格擅长为小儿种痘，以前皇太子喜事，令诊视疗治，结果痊愈。令宫中小阿哥等欲种痘的，全部到他那里去种。"傅为格奉诏后，即入宫种痘。

康熙二十年秋天，康熙命内务府广储司郎中徐延弼至江西求痘医，当时督粮道参政李月桂以朱纯嘏应诏，随即承命选种试苗，次第奏效，遂奉旨入大内为皇室子孙种痘。由于朱氏种痘的效果良好，次年康熙遂派他远赴蒙古科尔沁与鄂尔多斯等地，为其亲贵治痘。同朱纯嘏一起奉诏进京师种痘的还有陈添祥等人。

康熙不但在宫内采用种痘术，而且自己留心医籍，特别是有关痘疹的内容。康熙二十四年，曾下谕太医院官，提及他在研究经史之余，同时也阅读《黄帝内经》，遂对民生疾苦十分留意。然而他有感于历代医家虽多著述，但各执己见，对于痘疹诸书，未能精思竭论，遂命太医博采群书定为一篇。

康熙对痘的关注已到了十分重视的地步，有一则记录可以说明此事。康熙巡视吉林乌喇的时候，当地的满族正流行天花，康熙不但亲往控望患病者，留下草药，并要求出花者及其家挂起红布，以资辨认，防止痘症蔓延，同时还奖励行医救人的汉族郎中。

由于采用种痘术取得了一定的效果，康熙再次诏选医生前往边外49旗及喀尔喀诸部种痘。他在《庭训格言》中曾对此事作过叙述："朕得种痘方法，各位子女及你们的子女，都因为种痘后一点也不碍事。现今边外49旗及喀尔喀诸藩，全部命令种痘，所有种痘的人全部痊愈了。……保全这千万人的生命，难道这是偶然所为吗？"此后，太医院设有种痘医生，正式成为清朝廷的制度。

康熙在宫中推行种痘术，当然是为了维护其政权的稳定，避免皇室成员感染天花致死，但其效果是有限的，因为这些种痘还未向全国推广。雍正三年（1725年），满洲、蒙古等族仍有许多人为出痘而丢掉性命，其原因是"此也无力种痘之故"，为此雍正下诏说这些部族的官员弟子如需要种痘，可告诉太医院，太医院会派种痘医生前去的。

乾隆禅位给嘉庆后，于这年五月下诏蒙古额鲁特王公如果出痘者，就不要来京城，今后可从草原上直接前往热河觐见皇帝。嘉庆四年（1799年），太上皇乾隆驾崩，嘉庆皇帝对用事已久的权臣和珅恨之入骨，立即授意给事中王念孙上奏弹劾其众多不法行为，命王大臣会审。不久，嘉庆颁诏宣布和珅罪状，其中罪状的第十条说："乾隆让位后，我下谕蒙古王公没有出痘者就不要来北京，而和珅擅改我的命令，对蒙古人说已经出痘和没有出痘者都不要来京。"天花竟然和清朝皇宫的政治斗争紧密连在一起。

清廷中，天花仍常出现，乾隆第七子哲亲王永琮，与端慧太子同为嫡子。端慧太子死后，高宗有意向要把他立为太子，但乾隆十二年（1747年）十二月"以痘殇"，这时永琮仅2岁。乾隆皇帝悲泣道："先朝还没有以皇后正嫡子来继承大统，我想我可以做先人没有能够做的事情，得到先人不能获得的幸福，但却没有做到，这难道是我的过错吗？"

道光皇帝时，其三公主与七公主等也因出痘而死亡。

由于种痘术的逐渐普及，以及医家在治痘过程中积累了很多有效经验，不少患痘者经救治后，保住了生命。在清代文献中，保留了很多医家治疗天花的医案，也说明了天花的泛滥。

清代乾隆年间，天花流传开来，医生叶天士医术神通，医名威振大江南北，而且对治痘颇有研究，他常说的一句话为"痘无死证"，而其治痘方法也常令人匪夷所思。

有一次，叶天士坐着轿子在乡村里行走，恰巧遇到一位正在采桑叶的少妇。叶天士端详了一下少妇的脸色，就悄悄地吩咐轿夫突然偷偷地从背后去搂抱住少妇。少妇为轿夫的"非礼"勃然大怒，边挣扎边大骂，少妇的丈夫也冲上来扭住轿夫大打出手。叶天士走上前去制止，并解释道："这位女人即将出痘，其痘症已在皮膜间，因火太盛闭住了，不能发出来。刚才我设此法刺激她发了大怒，今夜，她的痘症就可以发出来。否则，她的性命就危险了。"到了晚上，此少妇果然发了痘症，因此保全了生命。

类似这样的医案还有很多，散见于各省府县志及文人的各种笔记文集，可见痘疹的流行已经泛滥成灾，人们对其传染性十分警惕。很多孩子患痘后，一般不再互相串门，以防传染他人。因为缺乏根除的办法，很多医家在治痘时仅仅是"促痘发出"，有的还采取了一些比较离奇的土办法，何况很多病人家庭还缺乏就医的经济能力，所以一旦患病以后，很多人还是只能靠天命与运气，病死率是相当高的。

同治皇帝的脉案

清朝同治皇帝，慈禧太后的儿子，1875年1月驾崩。同治死因，各书记述有好几种，其中最主要的是性病说和天花说。

同治得性病说，流传颇广，《清朝野史大观》叙述得十分详细。书中说同治帝十分敬爱端庄贞静的阿鲁特皇后，但慈禧太后淫威滥施，同治帝和皇后不能款洽相亲。慈禧又强迫同治帝去爱不想爱的妃子，遂尽失情爱之乐。于是出外纵情淫乐。但他生怕被臣下撞见，又不敢至外城著名的妓院去，只敢带了一两个小太监在内城与私底下卖淫的女子取乐。时间一长，就感染了梅毒。

开始同治帝并没有注意什么，但后来病症发到了脸上，继而又发到背部，召太医来诊治，太医一看，大惊失色，知道这是淫乱所致，但又不敢说出来，反而去请示慈禧，询问是什么疾病。慈禧下旨道："恐怕是属于天花。"太医就拿治痘症的药来医治，自然这样的药是不见任何效果的。同治帝得病后内心十分急躁，厉声大骂御医："我得的不是天花病，为什么要当作天花来治疗？"太医奏道："这是太后的旨意呀！"同治帝这才不说话，而内心咬牙切齿地发恨。临死前的几天，同治帝的头发全部脱落，下阴部溃烂，发出极其难闻的臭味，据说溃烂处有洞，能看得见腰肾。该书作者悲叹道："可叹，自古中国之帝王因酒色而致夭亡者不知凡几，然未有死于淫创者，只有法国弗朗西斯一世也患淫创而死，可谓无独有偶矣！"

尽管这种说法为许多人津津乐道，但毕竟是逸闻传说，且没有正式的档案或史料佐证，因而其真实性令人怀疑。相反当时的官方典籍及其后的正史均说同治帝死于天花。而且人们在清代档案中发现了记载同治帝脉案的《万岁爷天花喜进药用药底簿》，它比较详细地记录了自同治十三年十月三十日下午同治帝得病，召御医李德立等入宫请脉，直至十二月初五日夜病死，前后三十七天的脉案，完全可以证明同治帝是因患天花而死的。这本脉案是敬事房太监根据当时的御医每天请脉记录和所开的方子，誊抄汇辑成册的。它是我们今天得以分析研究同治帝究竟死于何病的第一手宝贵资料。

同治帝得病是在1874年的十月三十日下午。这天，太医院院判李德立和御医庄守知诊断的情况是："系风瘟闭束，阴气不足，不能外透之症，以致发热头眩，胸满烦闷，身酸腿软，皮肤发出疹形未透，有时气堵作厥。"御医的判断十分明确，认为是感染了时行疫毒所致，所以让同治服用益阴清解饮，时行避风调理。第二天早上，药见效，疹形透出，已能看出其中夹杂着瘟症。这天同治帝的症状是"咽喉干痛，胸满作呕，头眩身热，气颤谵言"，御医遂用清解利咽汤调理。

在御医们两天的精心医治下，痘粒很快开始表发。然由于瘟热病毒强烈，头部、颈部的痘粒发得十分稠密，而且令医家最担心的是，痘粒颜色变得发紫。出痘时，如果痘粒出得稀疏不齐，灌浆顶平或塌陷，并呈紫色，这是逆痘的信号，很有可能有生命危险，而同治的天花实际上就是如此，所以御医记道："症界于险。"

十一月初八日，同治"微感风凉"，本来就虚弱的体质使天花向逆险方向发展，"浸浆皮皱，似有停浆不靥之势"，这为痘毒向人体各种器官和神经系统袭击创造了有利的条件。

十一月十九日起，同治的病情急剧恶化。此后的十多天，是他最痛苦难忍的日子。痘毒潜入各部器官已经全面发作，痘后出现多处痛毒，并发生溃烂，腰间的溃烂几乎像一个洞，脓血不断地流出。全身的痘痈发出钻心般的疼痛，面颊肿硬，口喷臭气，胸满胁胀，大便腥臭。这时的御医已知道皇帝是难有生机了，只能卧以待毙。

从脉案记载来看，集中暴发的大溃烂十分剧烈、快速，到了令人惊异的地步。二十二日，腰部溃烂继续外，其他部位的痘痈也出现溃破流脓。第二天，臀肉左右又出现二处溃孔流汁。二十七日，"腰肾疮口微大，浆汁未减，气秽如昨"，御医们试着用"外用熨洗"治疗。二十八日，御医们的努力并不见效，"腰间溃处如碗，其口在边上，揭膏药则汁如箭激"。这时的同治已到了神志恍惚、麻木不仁的地步，神经系统遭到了大破坏。

十二月初三日，出现了致命的走马牙疳，同治"面颊红肿见消，各处溃脓尚可"。初四日，"上唇肿木，腮紫黑肿硬处敷药，屡揭伤皮不能作脓，时流血水"。御医们尽管仍在竭力调理，但已没有什么效果而言。

十二月初五日，同治走完了人生的最后一天，"皇上脉息弦数无力，毒火凝结，神气日耗"，到酉时，"六脉已绝"，"元气脱败"，医生用高丽参等煎成的生脉饮倒到他的嘴里已无法下咽了。同治驾崩，命归黄泉了。

除脉案外，谈到同治得天花比较详细的有《翁同龢日记》。十一月初九日，翁同龢和御前军机大臣们更清楚地看到皇帝的头、面上都是灌浆饱满的痘粒，同治还举起胳膊让大臣看他出的痘粒十分齐足。翁同龢的日记，是私人所记述的当天活动的流水账，应是十分可信无疑的。另外，将同治帝从发病至死的三十七天脉案逐日与《翁同龢日记》核对，两者所记之病情诊断、开方用药也基本上是一致的。而且他还把从当时的一些大臣、太监那里听到的内容也记了下来，十分具体生动，说的都是同治天花的发生和发展，根本没有谈到梅毒。

天花是满族常患的一种传染病，所以他们并不隐讳这种事实，而梅毒是一种两性交媾后的性传染病，名声不好，因此有些人就凭主观猜测皇室是隐晦了同治的得病真相。加上梅毒和天花病症有些地方比较相像，梅毒患者一般先在外生殖器部位出现硬下疳，约两个月后全身皮肤发疹，并且和天花一样，都有脓溃烂症相，所以野史笔记者道听途说，认为同治皇帝淫欲过度，得梅毒是十分自然的事情。

◀ 第六章

　　有的疫病，只要一谈到病名就会令人不寒而栗，麻风和霍乱就是这样的两种。得了麻风病，会毁人容貌，影响人的一生，一些人连嫁娶都会发生困难。霍乱肆虐，短时期内会大量夺人性命，传染力极强。这两种疫病，虽不会产生完全一样的结果，但带给人们相同的苦难。

第六章
CHAPTER 06

令人战栗的麻风与霍乱

麻风病是一种慢性传染病。它是麻风杆菌侵入人的表浅神经，致感觉麻木，面部呈狮面之相，鼻梁坍塌，皮肤溃疡、结节，胡须眉毛脱落，使人状貌丑陋不堪。严重者会侵犯神经系统及内脏，成为不治之症。麻风病有瘤型和结核型等，潜伏期和发病期都很长。

麻风病的传染虽不是特别强，但传染上后，痛苦将陪伴一生。古代人认为麻风病人的大麻脸还会遗传，所以男子一旦得病，就很少有女的肯嫁给他。

霍乱病名，中国古代就有，一般指以呕吐和腹泻为主要病症的疾病，用今天的眼光来看，大多是肠胃道急性感染类的炎症。但古代医家所指的霍乱中也有一部分可能是后代所指的真性霍乱。张仲景的《伤寒杂病论》中就有人得了霍乱后会头痛发热呕吐，身体感到疼痛难受。葛洪提到有的霍乱患者两臂、脚和胸胁转筋等症状，是十分危险的一种疾病。

一般认为霍乱是一种流行性疫病，传染的途径是水源被污染，当人们喝了受污染的水后就会得病。常见症状是先泻后吐，最后导致失水、虚脱，肌肉痉挛，进而出现昏迷，死亡率很高。与医家们的论述相比较，转筋有可能是痉挛，他们的描述比较有可能是后代意义上的霍乱。

最早的麻风病

一些医史学者认为在春秋时期，即公元前1000年左右，人们已经认识了麻风病，其根据是《论语》中的一段话。《论语》云："伯牛有疾，子问之，自牖执其手，曰：'亡之，命矣夫！斯人也有斯疾也，斯人也而有斯疾也'。"

孔子弟子伯牛得了病而孔子却不能到他的病床边前去问候，大概伯牛是得了严重的传染病被关了起来。伯牛不见孔子，这是因为伯牛的容貌由于得了病已经被毁，这和麻风病的症状一模一样，所以孔子只能发出感叹："看到他还活着多么不幸！多么可怕的命运！这样聪明的人竟患这样的病啊！这样聪明的人竟患这样的病啊！"

历代注释《论语》的学者都认为伯牛得了"恶疾"，而汉代以后常把麻风病释为"恶疾"。到隋唐以后，称麻风病为"大风"，而这在《内经》中已有记载。

《内经》云："风是百病的始。人很清静，内部的肌肉都紧闭坚拒，即使有大风苛毒，也不能造成伤害。"其《风中有五生死论》曰："风之所以为害，都是由于四时有不按常规运行的气，所以才会产生疾病。有的是病在身体的内部，有的是造成了失音和耳聋，有的生了疮癞，其原因都是因为风的缘故。"这时的人们对麻风病已有较深刻的认识，初步知悉了麻风病的几种表现形式。尽管对麻风病的传染方式仍是比较模糊的，但至少在这时人们已经知道一旦得病后，应及时把病人隔离起来，以免互相传染。

因为得了麻风，人会变相，令人作呕，古人就称这种恶疾为"厉"，也叫"癞"。当时很多人认为楚国是厉乡，可能是说那里是麻风病的流行区，见到的病人特别多。《战国策》上说有一个楚国人叫豫让，为其主人智伯报仇，充当刺客。豫让"漆身为厉"，用漆在自己身上乱涂，人家一看像个麻风病人。麻风病人胡须眉毛会堕落的，所以也剪去胡须眉毛，改变容貌。

西汉初年名相曹参的子孙都因其祖上的功绩而封侯。曹参的玄孙曹时本继承了其父的简侯封号，娶了平阳公主，日子过得好不快活，但未料得了麻风病。当时帝王让他"归国"，回到自己的封地上，将他相对地隔离开来，不使他因在长安活动而传给其他人。曹时回国23年后病死，死因可能仍是麻风病。

西汉宣帝子楚孝王嚣，也得了麻风病。汉成帝曾说他"立国以来二十余年，纤介之过未尝闻"，但"今乃遭命，离于恶疾"。这么好的一个人，却得了恶疾，第二年就不治而逝。

两位文学家的麻风病

享誉文坛的"建安七子"之一的王粲，也被传染上了麻风病。王粲的文学成就很高，当时称为异才，与医圣张仲景有很深的交往。一次张仲景对他说："你已经患病了，应该及早治疗。如若不然，到了四十岁前后，你的眉毛就会脱落。再过半年以后，你将会死去。"王粲听后十分不高兴。他以为自己平时注意卫生，出身高贵，爱好风雅，身体很好，就不去理会张仲景的话，也不吃张仲景为他配制的药物。

过了一段时间，两人再次相见，张仲景说："你没有吃过药，因为你的神色和平时一样，你为什么是如此讳疾忌医，把自己的生命看得这样轻呢？快去服吧，不然就麻烦了。"王粲始终不相信仲景的话，说："我身体很好，你不必多虑！"20年之后，王粲果然发病，眉毛慢慢地脱落。刘表嫌其长得太难看，不愿将女儿嫁给他。最后，王粲确是死于麻风病。

唐代初期的文坛上，出现了卢照邻、杨炯、王勃、骆宾王四位以文章名满天下的"初唐四杰"，但其中的卢照邻年纪轻轻却患上了麻风病。

卢照邻以博学善属文而著称，唐高宗乾封三年（668年）为益州新都尉。在任期间，因感染了麻风病而去职。由于他刚刚入仕不久就患恶疾，所以推测当时他大约20多岁的样子，年纪是十分轻的。咸亨四年（673年）他在长安养病，曾"伏枕十旬，闭门三月"。当时名医孙思邈正与他同住在光德坊的官舍里，他得以有机会向孙思邈请教医道，实际他已自知得了不治之症。不久，他隐居于太白山中，专门以气功服饵作为自己每天的消遣，期待有一天能峰回路转，病情变好。想不到后来疾病竟渐渐加重，他的母亲、兄长不惜破产以供医药，他的家庭经济状况非常拮据，靠朋友韦方质、范履冰等人不时供给衣服和药物。后他又徙居阳翟之具茨山。

在养病期间，他写作了《释疾文》、《五悲》等文章，"颇有骚人之风"。在《释疾文》的序言中，他说："余羸卧不起，行已十年，宛转匡床，婆娑小室。未攀偃蹇桂，一臂连蜷；不学邯郸步，两足匍匐。寸步千里，咫只山河。每至冬谢春归，暑阑秋至，云壑改色，烟郊变容，辄舆出户庭。悠然一望，覆焘虽广，嗟不容乎此生；亭育虽繁，恩已绝乎斯代。赋命如此，几何可凭。"他的《五悲》中，有《悲今日》及《悲人生》，可以想象在疫病的折磨下，他仍以坚强的毅力和疾病作斗争的心情。

十多年以后，他的病越来越重，两脚痉挛，一手残废，行动艰难。至后来，他全身瘫痪了。卢照邻在难堪的疾病长期折磨中极度绝望，他实在忍受不了自己像个废人一样，遂与自己的亲人告别，自投颍水而死，死时才40岁。可恶的疾病过早地夺去了一位年轻有为的文学家的生命。

隋唐五代时期患麻风病的不仅仅是个别现象，麻风病是影响人们生命的一个重要疾病。《旧唐书·罗艺传》说曹州女子李氏自言能通鬼物，有人得了麻风病，经她治疗后，病竟然好了。消息传出，"病人自远而至，门多车骑"，想不到唐初得麻风病的人竟然这样众多。

唐末有一朝中官员，找到御医梁新，让他诊视自己的病。梁新一看就说："这是麻风病，而且已是晚期，你要快点回家去处理家事。"这位官员听后心里非常紧张。在回家的路上，他碰到了刚来京城的鄂州名医赵鄂。赵鄂对这位朝官说自己精通医术，朝官就下马让赵鄂替自己检查。赵鄂看后，也说病情已经很危急了，与梁新所说完全一样。他静静地思考了一下，说："只有一个办法或许可能治好你的病，那就是放开肚子吃肖梨，不要怕多。实在吃不下，就绞出汁后喝。这种治法或许还有万分之一的希望。"官员到水果摊前，买了一大包肖梨快马加鞭地回到家。此后十数天内他只吃肖梨，不吃其他的东西。吃到后来，突然间觉得自己精神好了起来，病也感到没有了。一些天后朝官见到梁新，连梁新这样的名医也大吃一惊，感到不可思议。

《朝野佥载》记载：泉州人卢元钦感染上了麻风病毒，整个脸部都发生了溃烂，只是鼻根还有一点点好的皮肤。他听人说蚺蛇肉可治麻风病，所以抱着不妨一试的心理吃了一段，觉得味道还可以，就连续服了五天。过了三个月，卢元钦的麻风病竟奇迹般地治愈了。商州有个人也得了麻风病，家里人吓得要命，在山里面为他搭了间茅舍让他居住。一天，有一条黑蛇钻进了酒缸，死在里面，而病人并不知道，还是天天饮酒不误。直到某天酒缸见底，看到蛇骨，方知有蛇掉到里面了，而他的病也竟然好了。《朝野佥载》记载的蛇肉可以治好麻风病的故事，其实也是道听途说，作为稀奇古怪的故事而记录了下来，但反过来说明，当时人们只能靠偏方偶然碰巧治愈。

药王孙思邈曾先后治疗过600余例麻风病患者，积累了丰富的经验。印度佛教徒揭陵迦得了麻风病，孙思邈竟把他接到家里去住，热情地为他治病。麻风病的内容孙思邈记录颇多，如《千金要方》有药方10个，《千金翼方》有药方11个。他对麻风病的治疗，认为"一遇这种疾病，必须马上断盐，常吃松脂。一切公私物务，全部抛弃。"他认为麻风病愈后，一定要注意养生，不行房事。他特别强调："毛病愈后一定要终身不行房事，否则会重新发作。"

大风起兮眉飞扬

麻风病这种慢性传染病在宋金元时期感染的人还真不少。

宋真宗时，有位名叫郑荣的人本是禁军中的戍卒，驻军在壁州。传说他夜间遇上了神仙，传授给他医术，请他救疗老百姓。此后真宗赐郑荣法名曰"自清"，度为道士，居上清宫。自清传授给民间普通百姓的药物据说能治愈麻风病，京城的麻风病患者被他治好了许多。消息传出后，老百姓们纷纷涌向上清宫求药。这段见于《宋史》的记载说得十分虚幻，由于宋真宗从大中祥符元年（1008）开始，不断制造天书降临等事美化其统治，一再宣扬儒、佛、道"三教一旨"，"有助世教"，所以这个自清道士恐怕也是真宗及其手底下的人创造出来的一个道教仙人，是真宗统治下的祥瑞之一，其真实性令人怀疑。不过通过自清治麻风病这一件事，反过来可以说明北宋开封存在着相当一批麻风病人。

宋朝刘邠曾官为中书舍人，助司马光纂修著名史书《资治通鉴》，分担汉代部分。他自幼刻苦自励，博览群书，但晚年不幸得了麻风病，眉毛全部落掉，鼻梁也断了下来。一直喜爱以诗文嘲讽他人的苏东坡作诗给他，说："大风起兮眉飞扬，安得猛士兮守鼻梁。"弄得刘邠哭笑不得。用现代医学眼光来看，刘邠可能感染的是瘤形麻风病。

南宋有个和尚，叫祖可，祖籍丹阳，字正平，居庐山。他十分有诗才，诗写得十分漂亮，但"被恶疾"。由于他有诗名，且得病后很长一段时间仍在活动，所以当时人们将他称为"癞可"。祖可和尚的诗入江西派，今存《东溪集》。

齐州僧人普明，晚年游五台山，感染上了麻风病，眉须全部掉落，身上也出现溃烂，疼痛难受。一天，他碰上了一个异人，教他服用长松。普明不知长松是长得什么样的，异人就告诉他说："长松生在古松下，你把它挖出来，吃它的根。长松的外表颜色很像荠苎，长三五寸，味稍微有点苦，跟人参差不多，清香可爱，无毒，服用后对身体十分有益，并且还能解各种各样的毒。"普明采挖后服用，没有几旬，毛发都生了出来，容貌颜色像以前一样了。宋代并、代州附近的人经常将长松加上甘草、干山药烧汤，如果煎服更佳，以防治疾病。

李杲曾经治疗过一个麻风病人，整个脸部奇痒难熬，就连长胡须的地方也被波及。他的眉毛已全部脱落，常常要用热毛巾敷在脸上，或用针刺几下，痒才会有所减缓。李杲用锐利的针刺其期中穴，挤出恶气，脸上的臃肿才渐渐减轻。他建议病人只宜吃蔬菜，要粗茶淡饭。李杲认为这样的病人用药应该"破血去热，升阳去痒泻荣"，要"泻心火，补肺气"。

朱震亨有一次碰到了一个贫穷而寡居的妇人，得了麻风病，朱震亨很同情她。他想："这就是世上号称难以救治的病，妇人生这个病是够倒霉的，难道是她不守禁忌吗？但看上去又不像。妇人十分贫穷，所以她不可能吃上山珍海味的。妇人死了男人，所以清心寡欲，看来她的病还是可以治好的。"医家一直认为麻风病人要吃得清淡，不行房事。如孙思邈认为如果麻风病人爱恋妻妾，不能割舍，单靠药力是没用的。即使病好后，也不能有房事。朱震亨显然是继承了这样的看法。他投药治疗这位寡妇，最后又给她服用四物汤，前后吃了数百剂，妇人的病从此以后再也没有发过。

治愈麻风病并不是一件容易的事，古代的医学家一直在探讨麻风病的治疗问题，直至明代，薛己首先写了麻风病声望书，称为《疠疡机要》。张景岳等都对麻风病有所研究，如张景岳对麻风病的病因虫进行了探讨，认为有可能是传染而来的。沈之问的《解围元薮》则是一本专门研究麻风病的著作，对麻风病的病因分类、诊断、治疗都有详细的探讨。他在论述时列举了许多病案，如对麻风病的传染方式，他从7个家族中挑出了男女老幼15人进行分析，其中11人为现症麻风患者，内中的7人已经死亡，将其分成四组进行病案分析，最后认为家庭内传染是最为常见的一种形式。

谁传入了真性霍乱？

医学界认为中国古代本无真性霍乱。但"霍乱"之名，中国古代早已有之。张仲景《伤寒杂病论》说："病有霍乱者何？答曰：呕吐而利，此名霍乱。"又说："病发热头痛，身疼恶寒、吐利者，此属何病？答曰：此名霍乱。霍乱自吐下，又利止，复更发热也。"这显然是肠胃不安引起的上吐下泻，实为急性肠胃炎、腹膜炎等一类的病状。

所谓的真性霍乱，欧洲人称为Chorela，一般在热带国家经常发生，像印度等国家特别多见。中国最早的译音为"虎列拉"，因为该疫病的病菌也是嗜肠性的，而且最初特征也是吐泻，所以中国的医学界借用了旧名，称作霍乱。

1817至1823年，第一次世界性的霍乱大流行，当时英国殖民者从印度进军侵略缅甸，由于印度孟加拉邦南部霍乱传染十分猖獗，英军遂将霍乱由交通路线传入了我国南部的一些地区。

嘉庆二十五年（1820年），沿海地区首先出现了霍乱。宋如林《痧症全书》序云："嘉庆庚辰秋，人经常得吐泻之类的疾病。次年辛丑，这种病更加剧烈，用不了多少时间病人就死掉的现象比比皆是。这种病症从广东开始，今年福建、台湾得病的人特别多。有人说云这种病是从海船上传过来的，这种说法不全是无稽之谈。"

霍乱一旦传入我国，就在沿海地区飞速传播开来，不久浙江、上海、江苏均有严重疫病流行。定海黄式三《儆居集》卷5"裘氏先妣事实"中说："天降疠疾，得了这种病后人会吐呕、腹痛、肠绞、泻痢、麻木，患此疾者十有七八死，死者快的在一二日之间。嘉庆庚辰岁（1820年）这种病首先发生，至道光壬午（1822年）八月十一日，先妣裘氏因为这种病死在自己的房间中。"这种疫病的强烈传染性和高死亡率及其症状描写，无疑是霍乱的流行。从发病来看，出现于定海地区，是因为从海上流传进来的结果。

徐时栋《烟屿楼文集》也谈到："嘉庆末年民间发生大疫，欧泄霍乱相随属，得病的人马上就会死掉。"很有可能指的就是这场霍乱流行。

今上海地区也是这场霍乱首先发生的地区之一。同治《上海县志》谈到："嘉庆二十五年辛巳秋大疫"，"道光元年辛巳（1821年）夏大疫，其病症全部是干霍乱，得病者手足拘挛，不及时抢救，是很容易传染的，有一家死亡数口者。"上海县南面的南汇县受到霍乱侵袭十分严重："嘉庆二十五年疫疠大行，转筋霍乱证自此始。道光元年整个地区都患霍乱，医治不及时人就会马上死掉，有全家遭此劫者。"

江苏也有许多地区传进了霍乱。《昆新两县续修合志》

说："嘉庆二十五年秋民疫，道光元年辛巳、二年壬午夏秋大疫，民多得病马上死掉，乡村特别厉害。其病症是吐泻转筋，很快毙命，用针刺医药百人之中仅能救活数人。这种病传染力很强，与病人讲几句话就有可能传染上，最甚者有全家一块儿死掉的。"

此外，江阴、吴江、徐州、松江、泰兴、吴县、常熟、武进、太仓、无锡、嘉定、宝山、金山、青浦、川沙、奉贤等，今江苏、上海的主要县市志都有这次霍乱流行的记载。

除海路外，霍乱也从陆路传入我国。王孟英《霍乱论·病情篇》注引杨素园语说："道光元年，滇省此证大作，一转筋即死。"说明南方的云南也在流行。云南的病大概是从缅甸传入的。

霍乱又从上海、江苏传向了京城。道光《东华录》道光元年八月记事中谈到北京有时疫流行。王孟英说："京师死的人太多，以至棺木全部卖尽，只能用草席裹在身上埋葬的，而最终没有谁能知道这是什么病。"王清任《医林改错》说："道光元年，岁次辛巳，瘟疫流传，病吐泻转筋者数省，京都尤甚。"

显然，当世界范围内霍乱大流行之时，我国从海路、陆路两个方向传进了霍乱。从当时传播的范围来看，以海路传播为主，而且流传的面积十分广大，从广东、福建、台湾继而浙江、上海、江苏，向北一直传进京师。从此中国人民也开始饱受霍乱肆虐的痛苦。

霍乱刚传入中国，民间称其为吊脚痧、瘪螺痧、急痧、痧胀、冷麻痧等。因患者上吐下泻后失水过多，皮肤干冷，没了弹性，螺纹瘪皱，故称瘪螺痧。因脱水的缘故，筋肉收缩，小腿抽筋，俗名转腿肚，又叫吊脚痧。徐子默《吊脚痧方论》中把这病和霍乱分别得十分严格，其实霍乱中也有一部分"转筋"的病应该就是真性霍乱。田雪帆《时行霍乱指迷》虽沿用了霍乱病名，但加上了"时行"二字，以示此病传染力特别强烈。

光绪年间的霍乱

光绪中期以后，湖南地区自然灾害不断，疫病一再爆发。由于湖南的地形特点，决定了湖南是个水灾多发的省份。紧跟着水灾而来的其他自然灾害，同样给人民的生活和农业生产带来较大的破坏。早在光绪十四年（1888年）夏天，桃源县、宜章县发生大水，淹没农田，冲毁了庄稼。洪水未退，宜章县就发生大疫。由于遭受洪水的人们没有洁净的生活用水，只能取当地的浑浊脏水饮用，也没有有效的消毒措施，疫病很快在受洪水包围的灾民中流传。至年底统计，因疫而死的男女老少达数千人。此次大疫似是一场霍乱的流行。

光绪二十八年（1902年）夏季，辰州城内突然爆发瘟疫。由于这次疫病爆发时没有其他相关的水旱灾害，也没有什么前兆，所以人们的心理忍受不充分，医疗上没有作丝毫的准备。这次爆发的瘟疫最大的特点是传染速度极快，在短短的十多天时间内，全城都出现了疫疾病例，并且快速地向城外扩散。得病者仅在一二天内就不治身亡，因而活着的人心中都惴惴不安，有朝不保夕的感觉，不知自己一觉睡后还是否起得来。这次疫病从6月开始在城中出现，7月时主要发病区已移向农村，一个多月的时间全州前后死亡高达一千余人。从疫情发展来看，辰州大疫可能流行的是霍乱一类的急性烈性传染病。

这年6月，京津地区也爆发大范围的霍乱。由于霍乱发病潜伏期较短，传染性较强，发病突然，所以病人发病前并无什么症状，突然起病后，短者一二个小时、半天左右就不治病死，长者也仅一二天身亡。数日内，京师霍乱因转相传染，形成了发病高峰，每天死人不计其数，一时间人心慌慌。天津疫病的出现似较京师要早。5月以后，霍乱已经流传开来，因缺乏有效的预防和医治措施，不满一月，染病死亡的百姓超过一万余人。在天津的杨柳青村，每天少则死去十余人，多时死亡二三十人。直隶总督袁世凯在六月初十日给徐世昌的信函中说："近日疫症大作，伤人甚多。"直隶府署中上自袁世凯的幕僚，下至一般夫役，没多少时间也去了十余人。而军营内得病的更多，前后官兵马弁死亡达七八十人，使袁世凯惶惶不知所措。这一次京师直隶地区的霍乱流行前，京师地区气候正常，并无连续的干旱或水灾，霍乱的出现呈突然性，为害大，传染快，我们推测这次霍乱流传恐为外部输入，可能是一种极具危险性的外来病菌在肆虐。

东三省的几次霍乱

光绪二十八年（1902年）五月初一日，平静的瑷珲县城内突然掀起波澜，因为在城内出现了第一例霍乱病。患病者都出现剧烈的腹泻与呕吐，眼眶下陷，两颊深凹，神志淡漠不清。由于严重泻吐而引起的体内盐类大量丧失，使碱储备下降，出现肌肉痛性痉挛，因而当时史料记载此病为"霍乱转筋"。从这一天起，瑷珲城内一片恐慌，因为霍乱传染性很强，没几天在城内迅速蔓延开来。

当时传染上霍乱的病人都是呈"缩筋构挛"的病症，在一再的腹泻和呕吐后，肌肉出现剧烈的痉挛。城内的医生们根本无法治愈此病，尽管只要稍懂点医学知识的人都在努力地治疗病人，在临事抱佛脚地翻阅医书，但用针用药均不见效，病人死亡率极高。官府迅即派军队封锁城门，使城内外居民隔断联系，同时进行医疗消毒防治工作。据驻守在城门的士兵清点，发病期间，每日抬到城外荒野掩埋的病者尸体不下七八百具。这种现象持续了半月之久，前后死了数千人。

当霍乱流传时，城内市面萧条，无任何商业可言，街面上几乎没有人行走，老百姓吓得纷纷躲在自己的家里不敢出来，生怕不知什么时候染上病菌。这次霍乱，来得突然，去得也快，但为害极大，给瑷珲城内人民的生活带来了巨大的破坏。

辽宁丹东也常流行霍乱病。今天的丹东，位于我国辽宁省东南部，隔国境界河鸭绿江与朝鲜新义州市相望。丹东原名"安东"，在清太宗皇太极时即已开始对外开放，并与朝鲜有贸易往来，是我国最大的陆路口岸之一。

据史料记载，早在光绪十六年（1890年）夏，安东地区就有疫病发生，其流行迅速，来势猖獗，死者约有千余人。光绪二十一年六月，疫病再次大流行，以安东之大东沟、沙河镇两处最烈，死者不计其数，且多系工人。流行最激烈时，整日掩埋死人不断。有的送葬抬棺人，未行至墓地而中途即发病身死，令人震惊。当时人们对疫病传染、防疫缺乏知识，生死均听天由命。

光绪二十七年（1901年）七月，安东地区疫情变本加厉，患者以劳动者为多。沙河镇区，每日死者达30至60人。由于官府腐败无能，对疾病的流行漠然处之，对防治束手无策，加上当地的老百姓愚昧迷信，家家贴红联，字样触目皆是，但疾病流行更烈，病死者难计其数。上述几次疫情，虽然限于当时科学水平，并未留下霍乱致病的原始记载，但从其发生时间、流行季节、传播特点、病死状况以及以后连续年间的流行程度等情况分析，专家们基本上均认可系霍乱所致疫情。

1907年夏，在我国出现霍乱大流行。安东地区及大连、旅顺、辽阳等地均都波及，尤以大连、旅顺出现的患者为多，此病于8月下旬首发于大连，最终于11月上旬消失了。

次年6月，安东的霍乱流行最为剧烈，木排工人死者无算。由于装着尸体的棺材已无亲友故旧安葬，均送集珍珠泡地带。路旁地上积棺遍野，尸骸暴露，惨不忍睹。当地的卫生状况也因此变得十分恶劣，秽气熏蒸。1910年5月，当地的一名珍珠泡议员，呈请巡警总局批令一区，归拢掩埋，这才择地一隅代为安葬。

据有关专家考证，历史上霍乱在安东地区的发生与流行均是由传入而引起的，而且以水路传入为主。安东商埠与外往来频繁密切，当时大东沟、三道浪头、马台市皆为艚轮停泊之处。安东地区发生的霍乱流行均在夏秋季节的6至10月间。患者大多是工人，尤以居住集中、人员流动量大的船排停泊地的木排工人为多，与霍乱的传播流行密切相关。

CHAPTER
07

◀ **第七章** ┈┈┈┈┈┈┈┈┈┈┈┈┈┈┈┈┈

　　疫疾无情地摧残着中华民族，而我们的民族
却一次又一次地抗击战胜了疫病。正直的知识分
子在抗击疫病的过程中，精通医道，体察民情，
积极寻找遏制治疗疫病的方法，为中华民族和
世界民族的繁衍和兴旺，发挥出了不可替代的
作用。

防疫抗疫思想的发展

　　疫病肆虐和残害人民生命的过程，也是我国劳动人民与疾病作不屈不挠斗争的历史。我国古代许许多多医学家艰苦卓绝的临床实践和理论总结，对防疫抗灾所起的作用不容低估。早在西周时期，我们的祖先就已在探索导致疫病流行的原因，注意到了气候和疫病的关系。西汉名医张仲景总结出了一套认识疾病的理论，并且他已根据病情变化来制定不同治法，开创了祖国医药对疫病的辩证施治方法。之后，经过历代医家对传染病病原和传播途径的不断努力探索，至清朝进已形成了一个系统的辩证体系。

　　历代都涌现出了研究疫病的名家，他们中的很多人著书立说，把自己的理论向医学界和民间普及。如关于流行病流行的原因，有《内经》的"气"、葛洪的"毒厉之气"、吴又可的"戾气"说，金元时期刘完素的火热致病、李杲的"内伤学说"、王好古的"阴证论"，叶天士等人提出了卫气营血温病学说的传变规律，认识了传染病的发展规律，从而进行辨证的治疗，使祖国医学对传染病的治疗进入成熟时期。

中华民族历经磨难而不衰，饱尝艰辛而不屈，医学家们在疫病认识上的进步，是我们民族的巨大财富，至今仍有许多参考作用。

《内经》中的"寒"与"风"

医学的发展，人类对疫病的认识更为详细和深刻。

疾疫发生的原因是什么？

秦国名医医和曾说："天有六气，降生五味，发为五色，征为五声，淫生六疾。六气曰阴、阳、风、雨、晦、明也。分为四时，序为五节，过则为菑。阴淫寒疾，阳活热疾，风淫末疾，雨淫腹疾，晦淫惑疾，明淫心疾。"医和从朴素的唯物论观点出发，提出了六气是导致疾病的基本原理。这一理论在当时十分流行。

被认为主要编撰于春秋战国时期的《周礼》也谈到了这个问题："天有五星，故有五行，以为寒暑，以为阴、阳、风、雨、晦、明，分为四时，序为五节，淫则为灾，以生寒热少腹惑心之疾。"将四时、五节、六气等气候变化和人体的变化结合起来作为主要的致病因素，表明了人与自然相关的原理。根据六气病原理论，人体不能适应自然变化，就很容易发生疾病。这一理论奠定了机体与外界环境统一性的科学基础，这一病原理对以后中医解释疫病产生了深刻的影响。

大体也是编于这一时期的《内经》，对疾病的传染和预防开始有了较为全面的认识。在《素问·刺法论》中记录道："余闻五疫之至皆相染易，无问大小，病状相似。"已充分认识到疫病流行时对人民生命的严重威胁。

《内经》也是从六气理论来认识疫病的病因病原。《热论篇》中把"寒"作为假定的病原，因为古人认识到气温变化可以影响人体。书中说："凡病伤寒而成温者，先夏至日为病温，后夏至日为病暑。"以夏至日为界，所得疾病不相一致，人们已开始对伤寒、温病、暑病有了基本的认识。

《灵枢百篇始生篇》中探索了患病原因："风雨寒热，不得虚，邪不能独伤人，卒然逢疾风暴雨而不病者，盖无虚，故邪不能独伤人。此必因虚邪之风，与其身形两虚相得，乃客其形。"从中可见，正常的气候变化如风雨寒暑并不能使人致病。疾风暴雨，虽非正常气候，也不会使人单独生病，而一定要人在其身体虚弱时，再加上"虚邪"之风的侵袭，才会使人生病。"虚邪"是什么？这是一个古人无法也无力去认识的致病病原。

《素问·六元正纪大论》说："阳明司天，终之气，其病温。"伤寒有时称温，是天与气合作产生的一种疫病，所以如麻风病在《素问·风论》中称"大风"、"疠风",认为其致病原是"风",而暑风、暑痉类夏季传染病,其致病原是"暑",《阴阳应象大论》中也谈到"科伤于寒,春必病温",疫病是气候对人综合影响的结果。

按《内经》的说法,人类的传染病主要是伤于"寒"。为什么伤于"寒",主要是为"风"所侵袭。"风"其实就是四时六气。因此人们得伤寒温热疫病的原因,主要是四时季节的紊乱所造成的。

张仲景的六经八纲

两汉时期名医辈出,张仲景是其中比较出色的一位。

他生活在东汉末年,这是一个极为动荡的时代,南阳地区在建安年间一再有疫病肆虐,许多人因此而丧命,仲景家族有二百余人,疫病后幸存下来的仅占三分之一。面对如此悲惨的景象,仲景内心十分悲痛,经数十年含辛茹苦的努力,终于写成了《伤寒杂病论》这部光辉的医学典籍。

《伤寒杂病论》共十六卷,内容包括《伤寒论》、《杂病论》两个部分。他认为伤寒是"冬时严寒,万类深藏,君子固密则不伤于寒,触冒之者,乃名伤寒耳。"实际上是霍乱、流行性感冒、肺炎等多种外感热病的统称。

他按症候群分为太阳、少阳、阳明、太阴、少阴、厥阴六大类型，包括了今天的中风、伤寒、湿温、热病，是热病的总称，作为辩证论治的纲领，强调治疗不当，会引起变证、坏证的严重性。他以八纲（阴、阳、表、里、寒、热、虚、实）来辨别疾病的属性、病位、邪正消长和病态表现。因此辩证论治不仅为诊疗一切外感热病提出了纲领性的原则，同时也给中医临床各科找出了诊疗的规律。

他创立了世界上较早的病因学说，认为病因共有三条：一为经络受邪入脏腑，为内因；二为四肢九窍，血脉相传，壅塞不通，为外皮肤所中；三为房室、金刃、虫兽所伤。

在《伤寒杂病论》中，张仲景谈到了当时流行的很多传染病。除了他认为的"太阳病或已发热，或未发热，必恶寒、体痛、呕逆、脉阴阳俱紧"的伤寒外，还有如"呕吐而利"的霍乱。可能由于当时疟疾为患较为严重的缘故，他对疟疾尤为重视。如谈及疟疾病因时说："夏伤于暑，秋生痎疟"，"长疟疾皆生于风"等。他谈到了结核病："劳之为病，其脉浮大，手足烦，秋冬瘥，阴寒精自出，酸削不能行。"在同时期的世界范围内，张仲景的认识是独一无二的。

葛洪的"毒疠之气"

葛洪对传染病的病因认识，大体上是基于《内经》的"风"和"气"说，并有所拓展。

葛洪对传染病的认识，主要集中在他的《肘后备急方》中。在书中他对肺结核、天花、伤寒等传染疾病的症状、病因、治法等有许多详细的论述。

两晋以前，称疫病为"天行"，意思是天降的灾祸，有鬼神在作怪，所以流行得非常快，是急性病。但葛洪并不这样认为，他对急性传染病因进行了探索。认为"毒疠之气"能引起传染病流行，"有疠气兼挟鬼毒相注，名为温病"，具体描写了疫病的传染病因是"毒疠之气"。他认为这种"毒疠之气"能侵犯皮肤，能造成感染性休克，"毒入腹则杀人"，"毒疠之气忽逢触之，其衰竭"而"卒死"。他论述到具体传染病时，认为各病的致病"毒疠之气"有所不同，因而他的论述中有"寒毒""温毒""恶毒""狂犬所咬毒""蛊毒""风毒""溪毒""射工水弩毒""沙虱毒"，并且提出"毒有差别"，致病各异。

葛洪对结核病症状的多样性，描述得十分翔实。葛洪认为结核病会传染，并且在人体上发生各种变化。人要是染上了这种病，往往畏寒发热，浑身疲乏。这种病的病程很长，常常弄得人精神恍惚不宁，内心闷闷不乐，弄不清究竟哪儿不舒服。感染这病后，人就感到饮食乏味，四肢无力，身体消瘦干枯，长年累月，逐渐出现全身迟钝、衰弱，以致死亡。

葛洪是世界范围内最早记述天花的医家，较完整地记录了天花发疹的顺序、形态、预后、疹后的表现。

他谈到了伤寒病，认为伤寒有数种，用一种药去对付各种伤寒病已不能满足临床的需要。他认为霍乱是由饮食传染的，"凡所以得霍乱者，多起饮食"。

他也谈到了急性传染肝炎。也说这病开始时患者发觉四肢很沉，动起来不怎么灵活，没有几天眼白发黄，逐渐面部及全身都泛黄。他称这种病为"虏黄病"，今天医学上的认识实际上就是急性黄疸肝炎，传染性较强。

葛洪还记述了一种叫沙虱的寄生虫病，这是由一种比细菌还要小的微生物立克次体引起的急性传染病，是由寄生在啮齿类动物身上的恙虫叮咬后得的疫病。

巢元方的"乖戾之气"

隋炀帝大业年间，巢元方官为太医博士，奉隋炀帝的命令编辑《诸病源候论》。在书中他论述了各种疾病的病源、病机和症状，特别是对各种传染病的病因病理有较为深刻的认识和研究。

巢元方突破了前人的见解，提出了不少独特的论点，把当时的病因学提到一个崭新的水平。在巢元方以前，医学家论述流行性传染病时，通常把它列入伤寒、温病和时行病中，认为是天气不正常，气候突变，人触冒了寒毒而引起发病。巢元方经过仔细观察，发现气候异变的确能引起疾病，他说："时行病者，是春时应暖而反寒，夏时应热而反冷，秋时应凉而反热，冬时应寒而反温，非其时而有其气。是以一岁之中，病无长少，率相似者，此则时行之气也。"

巢元方认为气候变异引起的有些病并不一定会传染，而有些病的传染性很强，会引起大流行，甚至导致整户、整村人染病而死，这是因为天地间另有一种"乖戾之气"，是造成传染病流行的原因。他认为："夫时气者，此皆因岁时不和，温凉不节，人感乖戾之气而生，病者多染易。"可见巢元方所谓的乖戾之气，具有病原体的性质。

巢元方认为人们感染传染性流行病的原因与人的身体状况大有关系。当人体虚弱时，恶毒之气就能侵入人体。这种毒气进入经络后，可一直钻入人的心腹，人就得疫病了。有的人到停放着尸体的丧家去，身体虚弱者就会感染病菌，因为他经络腑脏活动缓慢。有的人因悲伤哭泣，情绪不稳，腑脏虚弱，凶邪之气也很轻易地钻入体内，使人四肢沉重。也就是说，抵抗力差，疫病就会乘虚而入。

他指出，疫病通常是经口传播的，"鬼毒之气"常经过饮食进入人的心腹内，停在里面不出来，因而人们称其为"毒注"。他认为因饮食而引起病菌经口传播，发生疫病，因而人们欲预防疫病，须讲究饮食卫生。

他认为疫病另一经常传播的途径是接触性传播。他认为人如果身体不适，阴阳不调和，血气虚弱，与患疫者的人共同居住在一起，或"看侍扶接，而注气流移染易"，就会得与病者相似的疾病。如果到因疫病而去世的人家中去，很有可能会得与死者相似的疫病。如果他也将死去，也很容易把这疫病再传给他人。

刘完素的火热说

刘完素生长于宋朝南迁的动乱时期，战火连绵，天灾人祸，疫疾流行。北方地气干燥，在战乱中风餐露宿，很容易患外感热性病。当时局方盛行，医生多喜用辛温香燥的药物，而刘完素用药偏于寒凉，已到了"左右逢源，百发百中"的程度。

刘完素的学术思想大部分是从《内经》中发展而来的。他推崇《内经》的运气学说，认为人体的内在条件和外界有着密切的关系，自然界的变化对人体的生理活动和病理现象，有着极为密切的影响，但同时他也反对那种认为人体疾病的发生和发展，完全受自然气候变化支配的片面观点。

在病机的阐发上，刘完素认为"五运六气有所更，世态居民有所变"，一味用辛燥之法治疗热性病难于收效。他认为火热为导致多种证候的原因。风、温、燥、寒诸气，在病理变化中，皆能化火生热，而火热也往往是产生风、温、燥的原因。他的这一观点被后人称为"六气都从火化"。

刘完素对治疗火热病，作出了很大的贡献。从"六气都从火化"的论点出发，他对火热病的治疗有着一整套的方法。他治疗外感热病常用寒凉药，提出了许多独创的见解，用药上都是以辨证论治作为基础的。他提倡的用寒凉之剂治外感热性病的方法，为当时许多人所接受。

刘完素的学说影响很大，他的"火热致病说"，是将温热从伤寒的范畴中分离出来自成为一种学说的开端，可以说他是温热学派的启蒙者。刘完素的弟子世世相承，不断丰实他的理论，著名的弟子有穆子昭、荆山浮屠、马宗素、董系。荆山浮屠一传罗知悌，再传于朱震亨，于是河间学说由北方而传播到了江南。朱震亨弟子赵道震、赵以德、戴思恭、王履等生活于明朝，医学上有较大成就，所以刘完素的"火热说"一直影响到明清时期，对温病学说的形成和发展有深远的影响。刘完素总结出治疗热性病的一整套方法，给后人治疗温热病及各种传染病以很大的启示。

张元素的灵活辨证

金元时期，朝廷常将太医局制订出来的方剂向外推广，时称"局方"。药铺里出售的药品，常常是照局方配制的丸、散、膏、丹等成药。一般的医生也按局方治病救人，但往往发现局方有许多缺陷的地方。于是一些医学家开始反对抱残守缺和因循守旧，探索新的医疗方法，提出不同的学术见解。张元素就是其中的一位。

张元素，是与刘完素同一时期的医学家，但比刘完素年轻。他主张古方不能治今病，认为："古今气候不一样，形势已发生了变化。古方治古病，现代的病既然不完全与古病相同，当然古方治今病是不起什么效果的。"

张元素认真探讨了《内经》有关脏腑生理、病理的论述，创立了脏腑寒热虚实的辨证学说，尤其重视对脏腑虚损病机的探讨。他对药物的气味、归经、补泻诸理进行了深入的探索，因而遣方用药更加灵活，对药物归经的研究独具卓见。他认为只有正确理解药物的性味和归经的关系，临证处方时才能对症下药，取得满意疗效。

他不同意刘完素治疫全用寒凉药物的做法，认为如果得的是热病，应先服用些温热药让汗发出来，病好起来就快。如服用大寒药物，汗发不出来，体内无阳盛阴，会造成脉紧头痛。

张元素其实与刘完素在重视五运六气上是一致的，不同的是刘完素认为治疗热病用寒凉药物，而张元素主张要辨证施治，他们各自有别，互有影响。

张从正的攻邪法

张从正是一位比刘完素更为激进的医学家。他认为"治病重在驱邪，邪去则正安，不可畏攻而养病。"在疾病分类上，他根据刘氏的六气说，把各种疾病分为风、暑、湿、火、燥、寒六大门类，并加入内伤、外伤、内积、外积等以概其余。其治病方法宗《内经》和《伤寒论》的汗、吐、下三法。由于他在临床上常用泻下剂和催吐剂，尤其注意泻下法，故后人称他为"攻下派"。

张从正认为凡是风寒之邪所发的疾病，在皮肤之间和经络之内，可用汗法。凡是风痰宿食，在胸膈或上脘，可用吐法。凡寒湿痼冷，或热客下焦等在下的疾病，可用下法。

张从正生活时期，河南一带人口大增，社会经济出现繁荣的局面。在较为优越的生活条件下，发生的传染病也就比较多。但是在医生和病人中流行着一种好补的风气，医生不论病人病情，寒热虚实，滥用热药补药，常常致使病情恶化，耽误了治疗，以致死亡。他认识到滥用热药、补药是非常有害的，因此在医疗实践上他提出了"虚者补之，实者泻之"的治疗原则。

张从正认为凡病皆由邪，攻击其邪，病人能食，才是真正的补。补法只宜于养生，若论治病，唯有攻邪。补法不可轻用，"惟庸工之治病，纯补其虚，不敢治其实，举世皆曰平稳，误人不见其迹，渠也自不省其过，虽终老而不悔"。

李杲的内伤与温补

李杲曾跟随张元素学医，几年之后，"尽得其学，益加阐发"，医治技术超过了老师，尤其擅长治疗伤寒等传染病。

李杲生活的金代，社会秩序动荡不安，人民生活比较痛苦，他认为饥饱失常、营养缺乏、精神恐怖，是造成内伤疾病的主要原因。这些疾病单纯运用发表攻下的方法是不能全部解决问题的，应从增强胃肠机能着手，增加营养，增强人体对疾病的抵抗力。

当时一般的医生都因循守旧，不注意辨证施治，很多人被他们误治致死。而李杲在对张仲景《伤寒论》仔细研究后，觉得当时出现的许多疫疾，似乎并不能全部按照伤寒症状去处理和解释。

金哀宗时元兵大举南下，包围了金都汴梁。半月之后撤走，但城内出现了疫病。疫病流行高峰达三个多月，前后死人近一百万，而当时许多庸医抱残守缺，不根据疫病的实际情况，硬是照搬治伤寒外感的办法来医治，结果疗效甚微，所用药物不起作用，并不能救活病人。认为这么多人得的病，并非外感风寒，似乎是另外一种疫病。他推论道："汴京被围的兵荒马乱之际，人民流离失所，饮食没有规律，起居没法定时，劳累困顿，这样子维持了两三个月，自然会引起胃气亏乏，抵抗能力减弱。一旦情况好转，饱食太过，马上就会伤人，如果调治失宜，必死无疑。这时死人的疫病菌再一流传，疾病马上就会传开，因而这样的疫病肯定不是伤寒。然众医们一般都把它作为伤寒治疗，有的发表症，有的让病人服用巴豆，有的服用陈气汤下泻，结果食物积在胸间，人浑身发黄，再以陷胸汤丸及茵陈汤下泻，这样的医治全把病人往死路上赶。不是伤寒病，而当作伤寒来治疗，用药发生错误，变成了像真伤寒症，这都是用药不当造成的。"他认为这些人致病因素是由于元气耗伤，成了内伤病的缘故，因而必须别创新法，才能救治患者。

李杲对《内经》深刻研究后，通过临证实践，积累了丰富的经验，提出了"内伤脾胃，百病由生"、"人以胃土为本"的论点，并形成一种独创的系统理论。

李杲认为气与人体病理变化有着非常密切的关系。内伤病的形成，是人体内部"气"不足的结果；气所以不足，又是脾胃受到损伤的结果；脾胃是决定人的元气虚实的关键，是健康之本。脾胃在精气的升降运动过程中，具有枢纽的作用。李杲指出内伤病的致病病因主要是饮食不节、劳役过度、精神刺激三因素综合造成的。他强调，内伤病病理变化的主要机制，就在于气火关系的失调。元气不足时，阴火就亢盛枭张，反之，元气充沛，阴火自然戢敛下降。阴气主要是由于饮食不节等原因损伤脾胃元气引起的，而劳役过度和情志不宁，也会直接引起阴火上冲。

李杲认为内伤病既然是由于脾胃气虚引起的，所以升降失常也就成为病理机制的关键。他说内伤病之恶寒，主要由于"脾胃不足，荣气下流，而乘肾肝"所致。内伤病与外感伤寒同有发热，但发热病理是不同的。内伤病的头痛、发热、烦渴等症状，外感伤寒也有，因此要仔细地从脉象、寒热、头痛等方面进行鉴别。

由于李杲在疫病研究上独树一帜，认为疾疫大都起源于消化系统机能衰弱，主张在治病中调整脾胃，以理脾健胃为主，采用"温补"疗法，所以后世称之为"补土派"或"温补派"。

朱震亨的滋阴降火说

朱震亨从学于名医罗知悌，曾对刘完素、张从正、李杲等名家的著作进行认真研究。他晚年讲学，从游甚众，弟子有戴思恭、王履等人，都是元末明初的医家。

江南地区气候湿润，因而湿热相火为病最多。朱震亨生于江南，看到当时《局方》盛行辛燥药，但治湿热相火并不见效果，因此他反对机械地用《局方》，提出了"阳常有余，阴常不足"的论点，提出应注重保存阴精。他认为阴阳是指气血，人体常居于阳动的状态之中，精血阴气，最易耗损，故七情五志不宜妄动，以保持阴精。在临床上，他提出要"滋阴降火"，因而被称为"滋阴派"的代表人物。

他学宗刘完素，对火热类疾病及其病变机制有深刻的领会。他明确提出了人身的火有"君火"和"相火"之分。其中"相火"在正常情况下是人体生命活动的原动力，是生理机能活动的反应。人体所有的功能都是由于"相火"推动作用的结果，因而十分重要。"相火"妄动为贼邪，如反常则可妄动，从而产生许多病变。而"相火"属阳，如果妄动，必然煎熬真阴。阴液受伤，就会出现各种病症，"阴虚则病，阴绝则死"。

在临床上，他总结出了许多有独创的见解，给后世启发很大。他对邪火亢盛而阴精不足之症惯用降火之剂，反对滥用辛燥药物，认为："人虚火盛狂者，以生姜汤与之，若投冰水正治，立死。""凡火盛者，不可骤用凉药，必兼温散。"

王好古的阴证论

王好古曾与李杲学医于张元素，后又从李杲学习，因而他的学术思想受张、李二人影响较大。

王好古认为无论是内伤或外感疾病，主要是由内因引起的，因此他非常重视内因的作用。人发病主要是由于人体本虚，体质不够强壮。若人体不虚，腠理固密，就是受到外邪侵袭，也是很容易抵抗的。他认为温病的产生，主要是"因房室劳伤与辛苦之人，腠理开泄，少阴不藏，肾水涸竭而得之"。"若腠理以闭拒之，虽有大可苛毒，莫之能害矣，何温病之有哉！"他认为人的阳气全部深藏于肾中，如果人不去骚扰肾，六阳就安静地驻在肾内，人也就不会生病，外邪不会侵入，"此伤寒之源，非天之伤人，乃人自伤也"。在他看来，伤寒得病的主要原因是在人的本身。

王好古认为内伤或外感病都可以按六经辨证施治。他的辨气血之体、辨阴阳二证、辨内外伤、辨伤寒六经的传变等辨证方法，都很有实用价值。

王好古认为："伤寒，人之大疾也，其候最急，而阴毒尤为惨，阳证则易辨而易治，阴证则难辨而难治。"他对阴证的发病原因、证候、疹断和治疗等都作了深入的研究。他指出：传染病后期的病人，因证候的传变，身体机能减退，以致身体虚弱，转为阴证，在处方用药上，应用温养脾肾之药，不应使用寒凉或下泻之药。

吴有性的戾气说

吴有性，擅长治疗传染病。其理论主要在《瘟疫论》一书中。

明朝自嘉靖以后，传染病大流行，遍及陕西、江苏、山东、四川、河北、山西、浙江等省。在吴有性写成《瘟疫论》的前一年，即崇祯十四年，发生了疫病大流行，最严重的是山东、浙江、河北、江苏等省。他目睹在这次疫疾流行期间，因治疗不当或迁延致死者比比皆是。当时医生大多用寒法来治疫病，但往往不见效果。如此惨状，吴氏十分悲痛，指出患者"不死于病，乃死于医，乃死于圣经之遗亡"。在这次疾病流行期间，吴有性获得了许多经验，《瘟疫论》便是在上述历史背景下产生的。

吴有性在《瘟疫论》中提出了传染病病因学的新观点戾气学说。他认为，传染病的发生，既不是由于四时不正之气，也不是由于外感伏邪，乃是感染了一种戾气。他认为戾气绝不是什么虚无、空洞的气，而是一种客观存在物质性的实体，"气即是物，物即是气"。他认为，戾气有许多种，所以又称之为杂气。戾气具有多样性，传染病的临床证候，并不是千篇一律的，每病都有各自的特点和规律。传染病是多种多样的，不能混而言之曰瘟疫，或分而言之曰瘟、曰疫，所谓瘟疫乃此类传染疾患的统称。如大头瘟、虾蟆瘟、瓜瓤瘟、疟疫等等，只能说是一类疾患，并不能说是一种疾患。传染病其所以有多种不同，正是由于感染了不同的戾气。

吴有性认为戾气有特适性，发生了什么样的传染病，或者某些脏器组织受到了侵害，并不取决于什么"五运六气"，而是依据感染了何种戾气为转移的。

他认为戾气有偏中性，并不是所有能使人致病的戾气，都能使动物致病；反之，能使动物致病的戾气未必就一定能使人致病。不仅如此，在各种不同种属的动物之间，对各种戾气也具有不同的感受性，所以有牛瘟、羊瘟、鸡瘟、鸭瘟。究其原因，其一为感染的戾气不同，其二为人或动物对某些特殊戾气具有一种制约因素。

他对流行病学的论述方面也有独特的见解。认为传染病的传染途径有二：一是空气传染，一是接触传染。

吴有性在提出戾气学说的同时，又批驳了传统的三种病因学说。

其一为时气说。他认为寒、热、温、凉乃是一年四季外在环境的自然现象，所谓非其时而有其气，实不过节气的赶前错后，寒热温凉到来的迟早不同而已，未必因气候略为增减损益便导致传染病的发生。他认为外界的气候对机体的不良刺激，是可以成为诱发疾病因素的，但并不等于就是传染病。其二为伏邪说。他认为，人体是一个统一的完整的有机体，致病因素（邪气）对人体的正常生活机能来说，是一个对抗性的矛盾，势不两立。不论是全身或局部，一旦遭受邪气的侵害，如若抵抗力不足便会引起人体的机能失常而发生疾病。根本不可能出现冬季受寒、春季发病的事情。其三为瘴气说。

他的学说对后世传染病学发展有着极为重大的意义。后人高度评价道："又可先生，卓识伟论，真乃冠绝古今"，"其殆瘟疫科中之圣乎！"

叶天士等人的温病学说

明初医学家王履，在传染病上的思想，受金元四大家学说影响，研究了伤寒温病热病，提出了新的见解。他认为伤寒、温病、热病"三者皆起于伤寒，或者通以伤寒称之"。他将伤寒和温病进行了区分，极力主张要分别治疗。他还分析了温病、热病的不同治疗方法。在他之前，学者论温病和伤寒往往相混。王履的观点，使温病从伤寒中另立出来，他可以说是"温病学说的奠基人"。

王履的观点对明末叶天士等医家创立温病学说初步奠定了基础。

吴县医家叶桂字天士对温热病的研究极深，贡献最为突出，不论在阐述病机或探讨辩证，都有卓著成就。

他认为："以前有许多医生认为温病是感受了寒邪才发病的，这种看法是不正确的。温病感受的是温邪。温邪侵犯人体的途径并不是通过皮肤，而是通过口鼻而进入体内。其中有的是由呼吸而犯于肺，有的是由饮食而犯于脾胃。所以有的表现为发热恶寒，鼻塞咳嗽，有的表现为发热身重，胃闷或恶心呕吐。温病的发展是有一定规律的，初起时往往有类似感冒的表现，此时病邪在表，称为卫分证；如病邪向里发展，热势进一步加重，就会出现大热、口大渴、出大汗等症状，此时称为气分证；若病情进一步加重，就可以出现发热，至夜间特别加重，心烦，甚至说胡话，口虽然干但饮水反而少，舌头呈深红色，这是邪热灼伤了营阴，称为营分证；如全身出现了斑疹，或者有吐血、鼻中大出血、大小便出血等症状，那就称为血分证。"他明确指出了瘟病的病因是温热之邪，其感受途径是口鼻清窍。他把温病的整个病理过程，划分为卫、气、营、血四个不同阶段，以此作为辨证论治纲领。

叶桂还提出了温病的传变规律：由卫而气而营而血是为顺传，由肺直陷心包是为逆传，从而创立了"温邪上受，首先犯肺，逆传心包"的理论。他认为在温病发病的过程中，经常会发生神志昏迷的事情，过去医家都认为是由于胃中热邪太盛，扰乱了心神的缘故，但这种看法是有缺陷的。因为热邪可以直接侵犯到心的外围，即心包，造成心神失常，其中如在卫分证阶段就出现神志昏糊的，称为"逆传心包"。因此治疗神志昏迷者不仅要清除胃中的热邪，还常要用清泄心热、开通心窍的方法。温病过程中的病理变化，古人比较强调保护和补助人体阳气，他们认为致病原因为寒邪，而寒邪容易损伤的是阴气。而实际上，发病过程中病人最易耗损的是阴液，这是因为温病的病邪属温热性质，病理变化又以邪热亢盛为特点，火热之气必然要煎熬阴津。人体的阴液主要由胃津和肾液组成，一般来说，肾液的损伤比胃津更为严重。

他的这些理论，主要载于他的著作《温热论》中。该书阐明了温病发生、发展的规律，提出了温病四个阶段辨证论治的纲领，为温病学说理论体系的形成奠定了基础。

与叶天士齐名的薛雪，在温病学说也有许多发挥，可补叶天士理论的不足。

薛雪特别善于治疗湿热病。湿热是时疫中的一种证型，很难治愈。他著有《湿热条辨》一书，论述了湿热病因、病机、证治，进一步丰富和完善了温病学说。他认为湿热病因是湿热之邪，感受途径多由口鼻而入，少部分从表侵入。他明确指出湿热病变中心在脾胃，主张既要判断湿热之邪孰轻孰重，又要观察人体正气盛衰情况。

清代对温病学说的具体化

清初名医刘奎，著有《松峰说疫》、《瘟疫论类编》等研究传染病的著作。

他提出瘟疫、寒疫、杂疫三病不应相混，认为疫病千变万化，简而言之就是这三种。瘟疫，是热之始；热者，是瘟之终。瘟疫始终属热症。刚感染时就发热，其病机始终为热。瘟疫与伤寒有所不同，起初不是因感受寒气而得病。春夏秋冬天气忽然发热，毛细孔张开之时，或者突然暴寒，引起头疼、身热、脊强，这就是寒疫，系天作之孽。杂疫范围较广，除诸瘟、诸挣、诸痧瘴等暴怪之病外，凡疟、痢、泄泻、胀满、呕吐、喘嗽、厥痉、诸痛、诸见血、诸痛肿、淋浊、霍乱等疾，都包含其中，因此治疗方法有多种多样。根据现代医学科学知识来分析，所谓温疫，系指常见热性病；寒疫，可能指冬春常见的感冒伤风；杂疫，系泛指内、外等科感染性热病。

他认为治疗疫病时要区分天时中的亢旱而燥热烦灼与霖雨而寒湿郁蒸之间的不同；区分忽寒而忽暖与倏晴而倏阴之间的不同；区分七情之有偏注与六欲之有匿情之间的不同；区分老少强弱的不同体质；区分富贵贫贱的不同身体素质。通过仔细的分析和观察，再加以望、闻、问、切，一一对照参考。尤其要反对有些医家的瘟乃热病的看法，绝对不能恣意乱用大苦大寒之剂，使得表里凝滞，贻祸害人。

淮阴名医吴瑭的代表作是《瘟病条辨》，著于嘉庆三年（1798年）。书中他制定了一整套比较系统的瘟病治疗方剂，使温病学的理法、方药更臻于完备。

他认为伤寒和温热之间有水火之分，寒病原于水，温病原于火。伤寒病之寒邪，是水之气。温热病之温邪，是火之气。这便是伤寒、温热病机的最根本区别。他采用了以分辨阴阳水火的理论作为温病学说的主导思想，用三焦辨证纲领分别于伤寒六经分证，并认为温病的病机是从三焦而变化的。所谓三焦辨证，是以温热病传变情况，划分为上焦（心肺）、中焦（脾胃）、下焦（肝肾）自上而下的三个阶段，共统领11种温病。他提出的三焦辨证，是结合其所属脏腑来讨论温病的病位、病热，这就揭示了温病病程中脏腑互相影响的内在联系与传变的一般规律。他的三焦辨证，可与叶桂的卫气营血辨证相辅相成。

他还对叶桂医案中散存的温热治法加以总结，并系统地选择和组织了一整套适合于温病的治疗方剂，归纳出了清络、清营、育阴等治法，在温病危重阶段及时应用中药"三宝"（安宫牛黄丸、至宝丹、紫雪丹）等。

《温病条辨》在温热病的病机、辨证、论治、方药等方面均有精辟的论述。吴瑭把温病学说具体化了，使其成为系统的理论体系，至今对急性传染病的防治仍然起有一定的指导作用。

浙江名医王士雄，一生中无数次遭遇了温热、霍乱、疫疬诸病的大流行，所以他对疫病的研究极为深刻，成为清代温热学派的主要代表人物之一。

王士雄认为温热病有新感与伏气之分，用药反对骤下、温补，主张以凉润、清解为法。他选集各家学说，取长舍短，参己见写成了《温热经纬》一书。该书阐明了温热的病源、症状、诊断和治疗的原则，系统地把明清以来温热病作一总的概括，给人以温病区别于伤寒的总印象。

温病学说到了清代，已进入成熟时期，叶天士、薛雪、吴鞠通、王士雄是最负盛名的四家，而王士雄最为后起，他综合了各家之长，而又有个人创见。该书至今还被列为研究温病的必读书，对后世影响极大。

王士雄的另一重大贡献是对霍乱病的治疗。他以多年经验积累写成的《霍乱论》，对霍乱的病因、病机、辨证、方药，详为论述，对后世影响极大。他认为霍乱的病因与外因六淫之邪有关，但必须把非时疫霍乱与时疫霍乱区别开来。时疫霍乱是热霍乱，其病因主要是一种疫邪，这种疫邪是由于饮水恶浊所致，非时疫霍乱一般是六气为病，偶有所伤而致阴阳二气乱于肠胃胸中，这种霍乱不至沿门阖境为灾，多属于寒霍乱。时行霍乱多发生于夏热亢旱酷暑之年，一旦流传，常会阖户沿村，风行似疫。从证候看，多属湿热。

◀ **第八章**

　　疫病对社会的冲击很大，不但造成大量人员的死亡，而且还会对人们的心理产生很大的阴影。在缺医少药的时代，先人们是束手待毙还是树立信心与疫病作不屈不挠的斗争？有时，明知这种抗争是没有多少用处，甚至会牺牲大量人员的生命，但还是表现出了英雄者的气概，想尽一切办法力图战胜疫病，表现出了豪迈的气概。

抗击疫病：民族精神不可战胜

疫病的到来，与之相伴随的是人们对命运的抗争，决不向疫病低头的勇气在中国的古代是一经贯之。无论帝王、官员，还是普通百姓，难免有时会产生出退缩的情绪，但更多的是凝聚精神思想，用一切科学的办法和措施，与疫病作殊死的斗争，众志成城，昂头挺胸，跨过了一个又一个的困难。

守望相助：紧急抗疫救济

疫病一旦产生和流传开来，从中央政府到地方各级政权都会采取一些积极措施，来渡过暂时的难关。

常见的一种措施是帝王自责。帝王主动承担责任，认为疫病的流行是自己的政事有问题所导致的。这样做的目的，其实是以退为进。在灾疫面前，帝王承认错误，以求得官吏们和普通百姓的谅解，从而树立抗灾自救的信心。汉代自责的第一个帝王当是汉文帝，此后如西汉元帝、成帝、东汉桓帝等都有因疫病而自责的诏书。一些帝王和官员审时度势，会主动要求减膳、罢游乐活动等，将其费用用于救助染疫的灾民。唐文宗江南大疫，他"蠲减国用"，除宗庙所需比较急切外，所有"旧例市买贮备杂物一事已上并仰权停，待岁熟时和则举处分"。

减轻经济负担是政府采取的最普通措施。百姓染上疫病，轻者需要医药救治，重者死亡，甚或一家数人去世，也有满门死绝的。对活着的人来说，在天灾人祸之下，再要按正常年景向国家交纳赋税，实在是力有所不及。疫病常常随着水灾、饥荒、蝗灾等一起到来，会形成农业歉收，农民收入下降，因此免税之类减轻农民负担的措施在一定意义上是有利于人民生活的。汉宣帝元康二年（前67年）疫灾后下诏染上疫疾之家，一年可以不交租税。唐宣宗大中年间，江淮大疫，灾情严重，宣宗令受疫肆虐的淮南、武宁军等节度观察辖内，自贞元以来拖欠政府的缺额钱物摊派先放免三年，三年以后再行交纳。本年的两税钱物，在上供、留州、留使三份内均摊放免一部分。各地用常平、义仓斛斗救济百姓的，由政府在秋熟以后再填纳。各州县要减价出粜粮食给受灾百姓，"以济周贫"。所有放免的租赋贡物，州县必须在乡村要路一一榜示，使间阎百姓能全部透彻地了解。

传播普及医学知识，是抗击疫病的重要措施。唐五代时曾编纂颁行简便易用方书，并录于木板石条上，在村坊要路晓示，对疫病防治的作用更为直接有效。唐玄宗开元年间曾令各州都要抄写陶弘景的《神农本草经》和《百一集验方》，一旦出现疫情，可随时取出照方用药。不久，又"亲制《广济方》颁示天下"。天宝五载（746年）他又颁敕令各郡县长官把《广济方》中常用药方、要点摘录下来抄到木板上，在各村口要道上榜示。他还生怕各州县抄写有误，以免用药出现差错，特地让采访使派人去校对。唐德宗也披阅方书，挑选简要明了的医方，这些医方又在实践中屡屡试用，"务于速效"，编纂结集，进行分类订考，编成五卷本的《贞元集要广利方》。医方编成后，德宗责令有关部门颁下州府间阎之内，使老百姓都能够知道，以便出现疫病时就可对症下药。

至宋朝，政府充分利用了雕版印刷技术发明带来的契机，大量印行编辑医书，向各州县加以推广，向老百姓传播预防、医治疫病的知识。如宋仁宗时颁发了《简要济众方》，"命州县长吏按方剂以救民疾"，对照了医书来救疫配药。

政府最为积极与疾病作斗争的措施是给医药进行救治。在疫病流行时期，中央政府和地方官员经常采用医药治疗来对抗疫病。东汉和帝永元间，疾疫流行，城门校尉曹褒"巡行病徒，为致医药，经理馈粥，多蒙济活"。城门校尉主管京师的市容市貌与警卫，城内出现疫病，曹褒以官方的名义给药施粥，救活了相当一批人。农村出现疫病，政府也会派出医生到乡村巡视。疫病流行高峰时，人民最需要、最紧迫的是能有人为他们提供针对性很强的抵抗疫病侵袭的医药。隋唐五代时，很多帝王能及时派出使者为疫区人民送医送药，治疗病人。贞观十年（636年），关内、河东疾疫，唐太宗李世民"遣医赍药疗之"，派出医生带了药品到疫区送医上门，进行治疗，见效明显。唐文宗大和六年春天，自剑南到浙西，江南大部分地区流传疫疾，文宗颁诏说："其疫未定处，并委长吏差官巡抚，量给医药，询问救疗之术，各加拯济，事毕条疏奏来。"责成地方官员亲自下乡送药，其具体实施情况必须向文宗汇报。

开仓赈济、恢复生产，这是帮助老百姓疫后生活重建的措施，可以保证老百姓有一些基本的生活设施。遭受疫灾之后，灾区人民生活会受到较大的影响，政府在经济上切实解决人民生活困难、减轻生活负担的做法是救济粮食。西汉元帝时，关东水灾疾疫，大量流民涌入关内，元帝下诏官吏要转运粮食给流民，要开仓赈济，赐寒衣，保证灾民能有基本的吃穿。减轻租税。唐文宗大和六年（832年），江南大疫，不久，发现疫区缺乏粮食，所以给遭受疫病流传的山南东道、陈许、郓曹濮三道各赐糙米三万石，让度支逐便支遣，"仍令本道据饥乏之处赈给"。中央政府将粮食赈给地方政府，地方官员再落实到具体的人头上。淮南、浙西两道文宗不赈给粮食，而是以常平义仓粟赈赐。义仓本是为了救灾而设立的，灾疫严重，政府就开仓放粮。此外，文宗还令上述数道除军粮外，属于度支户部征收到的粮食，全部减价出售给灾区。这样的措施，既保证了人民的正常生活，又使灾区人民能及时地恢复生产，实行自救。

掩埋尸骨既可及时切断病源，又能给疫后人们以心灵上的抚慰。大疫过后，许多百姓家破人亡，已无力为死去的家人安葬，往往会出现白骨露野的悲惨荒凉的景象，许多人死后得不到及时掩埋，抛尸田野，弄得不好还会将病菌传给活人，因此历代政府对尸体的掩埋非常重视。汉平帝元始二年下诏，凡是在疫病中一家死掉六人的赐给葬钱五千，一家死掉四人以上的赐给葬钱三千，二人以上的赐二千。平帝赐葬钱，既可以给活着的人心灵上以安慰，又能帮助他们摆脱困境，树立生活的信心。贞观四年（630年），唐太宗得到消息说突厥各部落疫病之后，"殒丧者多，暴骸中野，前后相属"，马上派出使者于长城以南分道巡行，发现突厥人尸骸，迅速掩埋。天宝元年（742年）三月，唐玄宗听到"江左百姓之间，或家遭疫疠，因此致死，皆弃之中野，无复安葬"，内心十分不安，因而下令郡县长官严加诫约，不允许病家把死人乱抛；以前没有进行安葬的，勒令死者家属给予安葬；如果没有家人的，让地方官将尸体集中到几个地方进行安葬，"无令暴露"。大历年间，杭、越地区发生大疫，代宗敕："其有死绝家无人收葬，仍令州县埋瘗"，断绝尸体传染病菌的可能。

收养遗孤等其他善后措施。疫病带来的灾难是巨大的，死亡比率极高，经常会发生全家死绝，唯一留下一两个孩子的情况，对此历代政府也专门有指示。如唐代大和年间发生灾疫后，文宗针对这一问题说："小孩只要不到十二岁，家中没有大人，官府就要出面干涉，让其亲戚收养，官府救济两个月的口粮，其名单必须上报给政府，以便随时了解孩子的生活情况。"

及早检查与强制隔离

春秋战国时期的人们认为早预防、早发现、早隔离、早治疗都是对付传染病的对策。公元前479年，楚国的子西说："夫谁无疾眚！能者早除之。……为之关籥蕃篱而远备闲之，犹恐其至也，是以为日惕。若召而近之，死无日矣。"对染上疾疫的病人要及早治疗，越早就医就越可以治愈。

疫病发生后，除了积极治疗外，夏商周时期对隔断传染源以防止疫病继续扩大的思想已经产生。《易·兑卦》九四爻辞说："介疾有喜。"介即隔离。王弼注释道："闲邪防疾，空其有喜也。"为防治疫疾扩大，在患者区域之外树立栅栏隔断传染渠道，其他人的性命就不会受到妨碍。《易·卦》的九三爻辞说："系遯，有疾厉。"《易传》解释说："系遯之厉，有疾惫也。"意谓当疫病发生时，健康人的身体受到威胁，就应该采取远离传染源的方法进行回避，不应该与病人接近或接触，要防备自己被传染上。只有采取隔绝办法，才能把疫病局限于一定范围内。

春秋战国时期人们继续认为对患者采取隔离是防止疫病扩大的最有效措施，如果不及时隔离，就会影响他人的生命健康。《庄子·外篇》说："麻风病人，夜半生孩子，马上拿了火照着看，内心十分担心，唯恐小孩像自己一样。"麻风病会因密切接触而传染给他人，这使古人不胜惶恐，认为要严格进行隔离，切断传染源，《仪礼》说："有人得了疫病后，内外都要清扫干净，要将病人穿的脏衣服全部处理掉。"对病人的生活用品及时处理，病人的居室要进行消毒工作，这种做法至今仍为我们接受。

秦汉时期，从农村到城市，对凡是感染疫病的病人，有一套检查和隔离措施。湖北省中部发现的云梦秦简《封诊式》中，我们看到了一条乡村是如何对疫病患者采取措施的资料。这条竹简讲述了里典甲向上级报告，发现本里人丙好像是患疠（即麻风病），于是展开了调查。经询问，丙说自己三岁时病疠，秃了顶，别的情况自己不太清楚，希望不要被认为是其他病。接着派医生前去检查，医生根据丙的鼻、肘、膝、足下等几个方面进行观察，最后诊断两确是犯了麻风病。根据《封诊式》患病者常被送到迁所的记载，所有患病病的人将被送到疠迁所隔离，再进行医治。说明早在秦代时期，对麻风病的诊断已有较高的水平，并且有一套报告、鉴定、隔离的完整制度，还建立起了传染病的隔离医院。

隔离的地方有两种，一为疫病来到后临时性建立的场所。至西汉平帝元始二年（2年）夏天，青州大疫，平帝诏曰："民疾疫者，舍空邸第，为置医药。"疫情严重，患病人增多，政府因地制宜地空出一些住宅作为疫病的临时隔离医院，集中为他们进行治疗。东汉桓帝延熹四年（161年），先零羌叛，朝廷以皇甫规为中郎将，持节监关西兵。次年，皇甫规派遣骑兵向陇右进攻。由于道路阻绝不通，士兵中患病的达十之三四。皇甫规便将传染病患者安置在临时搭建的庵庐中，使之与健康的士兵隔离开来，以免扩大传染范围。皇甫规还亲自巡检，给予医药，即使是患病的士兵心里也感到十分安定。永明九年（491年）建康周围的长江下游地区发生大水，灾后很多人得了疫病，南朝萧子良开仓赈救，得疫病者"于第北立廨收养，给衣给药"。皇太子萧长懋立疾馆以养穷人，专门设立治病场所改治无钱医治者。临时隔离治疗所设备简陋，但毕竟隔离治疗的方法在秦汉时期已被广泛地接受和认可，说明了人类认识在实践中不断进步，科学知识在实践中不断地被掌握。宋神宗熙宁八年（1076年）

吴地大旱，饥疫并作。这年春天，疫病流传，染病百姓不计其数，苏轼在杭州建立了很多病坊，"以处疾病之人"，实际是简陋的隔离医院。他招募诚实僧人分散到各坊去进行管理，每天早晚，僧人们按时准备病人的药物和饮食，"无令失时"。病坊的设立，救治了许多人的性命，同时也防止了疫病的扩大再传染。

另一种是常设的隔离场所。常设一个地方进行疫病隔离，大概是佛教传入中国后的产物，最初是由佛教界人士创设的。唐僧人道宣在《续高僧传》中曾说那连提黎耶舍设有"病人坊"，内中收养的是麻风病人，男女别坊，分开管理，"四时供承，务令周给"。所以有人们推断病人坊的出现始于北齐时期。道宣又讲到了释智岩曾在石头城疠人坊居住，为病人说法，"吮脓洗濯，无所不为"。至唐永徽五年（654年），他死于疠人坊。武则天时期，疠人坊由政府出面主办，有专门官员负责，此时改称为悲田养病坊。会昌五年（845年）唐武宗灭佛后，李德裕主张把悲田坊专门改为养病坊。其两京及各州，在录事或年老者中挑选一位信得过的人专门管理，各州根据收容的病人数给田作为费用，"以充粥料"。两京给寺院十顷，大州镇给七顷，一般州给五顷。

宋朝在唐五代的基础上积极地推行设立病坊。宋真宗在各路设置病囚院，专门收治疫病病人。宋徽宗崇宁初年，鉴于京师疫情不断，政府设立了专门收养病人的安济坊。安济坊招募僧人掌管。当时政府规定坊中的医者如果三年之内能医治痊愈一千人以上的，"赐紫衣、祠部牒各一道"。这些医者每人都要建立个人的技术档案（手历），医治病人的技术长短处都要记录下来，作为年终考评的主要依据。京师外，各州、县在北宋末年有许多地方设立了安济坊。宣和二年（1120年），徽宗又颁布了安济坊每年所需钱米医药的数目。

除病人外，接触过病人的人也要被隔离，因为他们最有可能传染上疫病。《晋书》说："永和末年，疾疫流传。根据旧制规定，朝臣家里出现时疫，染易三人以上者，即使他身上没有病，但百日之内不得入宫。"这个"旧制"可能是指汉代，说明自西晋起，当时政府已有疫病的隔离政策和制度。如果一户人家有三人得同样的病，肯定是传染病无疑，政府规定官员即使表面无病，只因可能是带菌带病毒者，也要过百日后才能上朝。这种措施，极为科学，它可以把疫病控制在最小范围之内。由于东晋疫病多发，很多官员的家里都有病人，因此不上朝的人很多，王彪之就对穆帝说："疾疫之年，家无不染。若以之不复入宫，则直侍顿阙，王者宫省空矣。"从政事角度而言，王彪之的进言是无可非议的，但从防治疫病角度而言，王彪之的做法是反科学的，那样会使疫病的传播畅通无阻。

人痘接种术

天花在我国最早的记载见于晋朝葛洪的《肘后方》，认为天花是一种流行病，称之为"天行发斑疮"，"剧者数日必死"，第一次准确而详细地描述了天花症状，并提出了治疗的方法。隋唐时期，人们称天花为豌豆疮，已有了许多种的治法，王焘《外台秘要》更是搜罗百家治疗方剂多达12种之多。至宋朝的医书中，天花才被称为豆疮，后改豆为痘。南宋名医陈文中《小儿痘方论》，始把这一疫病看作是小儿病。

由于唐宋时期天花屡屡流行，后代医家们反复进行了研究。有人认为早在唐开元年间我国就流传有鼻苗种痘术以预防天花："考上世无种痘，诸经自唐开元间，江南赵氏始传鼻苗种痘之法"（清董玉山《牛痘新书》）。这种新法，无其他材料可以辅证，所以并不为学界认同。至北宋初年，在四川峨嵋有了专门传播种痘的人。清朱纯嘏《痘疹定论》、吴谦《医宗金鉴》等书记载，宋仁宗时，丞相王旦子王素从小就聪明异常，王旦特别喜爱。王旦以前的小孩都得过痘疹，一一去世，所以王素出生后，他心中一直担忧，害怕他也会得病。一天，他召集了许多医生，问他们如何才可以预防此病，有什么药可以治疗。当时有个四川籍的医生对王旦说：

"在峨嵋山有个神医，他能够种痘，百无一失，峨嵋山的四周村庄，人们都求他对小孩种痘。由于他种痘后，对预防天花十分灵效，所以人们称他为神医，所种的痘，称为神痘。如果丞相非常想给公子种痘，我就一定到峨嵋山去请神医来，这不是一件很难的事情。"王旦表示一定要请神医来。

一月不满，峨嵋神医被请到了京师。神医见到王素后，摸摸他的头说："这个小孩是可以种痘的。"遂于第二日为他施了种痘手术。七天后，王素发热。再过十二天，所种的痘已结痂。王旦十分高兴，厚谢神医。神医归去以后，他的种痘术被其他医生学到手，遂秘传于民间。

峨嵋神医在当时可能采用的是"鼻苗种痘"法，就是将痘苗接种到鼻黏膜上，引起人工免疫的一种接种方法。种痘法是在社会需要的情况下才产生的，从中我们可以了解到宋代天花肆疟猖獗的情况。种痘法发明后，预防了天花的发生，挽救了无数人的生命，是医学上的一大发明，是我国人民对世界医学的一大贡献。

古代的卫生预防

随着人们对疫病认识的不断深化，夏、商、西周时期产生了我国疫病预防最早的思想。这些思想有很多保存在《周易》这部书中。《周易》以卦和爻来占卜和象征自然和社会变化的吉凶，其卦辞和爻辞则是对占卜情况的记录或总结，保留了古人对疫病预防思想认识的资料，这些资料大多是殷周时代人们真实思想的流露。

在《周易》中，一再提到在疫病未发生时，要确立预防疫病发生的思想在精神上做好准备。《易经·需卦》的九三爻辞说："需于泥，致寇至。"《易传》解释说"需者，饮食之道也"，"需于泥，天在外也，自我致寇。敬慎，不败也"。因此在疫病未发生前，就应该充分意识到疫病的危害及严重性，做好预防疫病的心理准备。

《易经·乾卦》的九三爻辞说："君子终日乾乾，夕惕苦厉（疠），无咎。"后代王弼作注时说："九三，在不中之位，故终日乾乾，至于夕惕犹苦厉（疠）也。因时而惕，不失其机，虽危而劳，可以无咎。"不中之位，指处于忧患之境、困难时期。王弼意谓处于困难时期，君子要自强不息，不要像见到疫病一样害怕得不要命。如果时时警惕，艰苦奋斗，即使情况最后不很妙，但上天也不会归咎下来的。反过来看，《周易》本意是说即使有了疫疾，君子也要带头进行防治，不要在疫疾面前心慌失措。中国古代就是在这样的思想启发下，树立起了预防疾疫的思想，坚决了战胜疾疫的信心，因而在防治疾疫的医学理论和实践上，发展很快。

为预防疫病发生，早在夏商时代的人们在个人卫生方面已十分注意，在甲骨卜辞中已有个人洗面、洗澡、洗手、洗脚的记录。在安阳的殷王墓中，出土了壶、盂、勺、盘、铜洗等全套盥洗工具。注重个人卫生是预防疫病的主要措施。

秦汉时期的法律条令规定，官员每五天一休沐，即五天要洗一次澡。在《大戴礼记》中记载："五月五日蓄兰为沐浴。"兰即佩兰，又叫零陵香，散发香味，驱除细菌，清洁身体，有利于健康。秦汉还有"被禊"，即消除不详之祭。禊祭方式是熏香沐浴，《续汉书·礼仪志》云："是月上巳，官民皆洁于东流水上，日洗濯被除去宿垢灰为大洁。"通过沐浴，搞好个人卫生，驱除疫病流传的可能。

汉代的《论衡》说："鼠涉饭中，捐而不食。"这符合现代意义上的卫生要求。《金匮要略》也告诫人们："果子落地经宿虫、蚁食之者，人大忌食之。"否则会得疟疾。夏代人已知凿井而饮，相传伯益作井，人们已注意饮水卫生，而如果饮用河水就很容易转相传染。

预防疫病，环境卫生是重要的一个方面。商周时期的人们已知在高亢之地建造房屋居住，因为住在向阳干燥地方有利于太阳光照，干净消毒，限制了疫病病菌的传播。在河南安阳发掘的商代遗址中，发现在平民住屋附近，已有地下排水管道，说明商代人民已注意到排除积水、污水。在甲骨卜辞中，已有在室内外打扫和除虫的记载。《汉书》载，汉武帝时，戾太子发兵与丞相军战于长安，"合战五日，死者数万人，血流入沟中"。颜师古注释说："沟，街衢之旁通水者也。"这段记载表明，当时城市街道的两旁开有通水的水沟。在考古发掘中，秦汉大中小型城市遗址之内普遍发现有下水道遗迹。下水管道多系陶制，逐节串连贯通，以供排泄污水之用。汉代已专门有装人体排泄物的容器。孔安国曾为汉武帝掌过唾壶，即痰盂。在考古发掘中，我们已发现了汉代的瓦厕，即专门供方便的厕所。《周礼》中讲到周秦时期的宫内已经建立路厕，汉朝我国都市中普遍设立公共厕所，当时称之"都厕"，从出土的汉代明器来看，设计已相当合理。这些环境卫生的处理技术和方法，方便了群众生活，对疫病的防治所起作用重大。唐五代时政府专门有管理厕所卫生的官员，城市的卫生设施在世界文明史上处于领先的地位。

汉代在各大城市附近开造了大规模的人工湖泊，在第宅庭院中还散布着许多规模较小的水池。这些人工水面的存在，既提供了居民的部分用水，而且还可以起到改良局部气候的良好作用，有利于预防疫病的产生。《淮南子·汜论训》说："发狂的马不能接触木头，疯狗不能投于河中。"古人知道狂犬、狂马通过啮咬而很容易使人感染，所以捕杀之后严禁食用。同时也知道不能将打死的狂犬扔入水中，因为扔入水中，病毒会污染水源，将疫病传给更多的人。《后汉书·礼仪志》云："夏至日浚井改水，冬至日钻燧改火，可去温病。"水源卫生是人们控制、减少疫病的关键，因而夏天时必须挖好井，保证一年四季有清洁澄净的水饮用。

　　古人认为，许多传染病是由尘埃中得来的，因此早在秦国时期对"弃灰于道者"要判处一定的刑罚。就是说，垃圾不能随便抛撒到街道上，城市的垃圾须按政府的规定处理。为防止尘土飞扬，当时采用喷洒水的办法来降低尘埃飞扬的密度，防止由尘埃传染疾病的危险。为防止尘土飞扬，保持城市卫生，官府常常征发百姓清扫街道，并洒水于道，这对于净化环境，改善卫生，具有相当的意义。

　　对疫病的预防还表现在药物消毒方面。《夏小正》记载端阳时，"蓄药以蠲除毒气"，通过药物，消除疫气存在的可能。据云梦秦简记载，秦国在凡外来宾客入城时，对其车上的衡轭要用火熏燎，以防马身上未被消灭的寄生虫等附着在衡轭和驾马的皮带上。用火熏燎的方法是历史上延续最久的风俗之一。用这种方法除有防虫害作用外，对一些细菌和病毒也有杀灭作用，带有防疫性质。

后 记

在中华民族几千年文明史中，曾经出现过大量疫病，不但对人们的心理上造成恐慌，而且造成了大量的人员死亡和巨大的物质损失。然而，只要树立必胜的信心，掌握科学的方法，人们还是能从疫病的蹂躏中坚强地站立起来，生生不息，创造出更大的辉煌。中华民族就一次次战胜了疫情，繁衍发展到今天。

现代科学的发达，使原来统称为"疫"的传染病，在认识的深化下，可以细分成各种具体的种类。生物医学的发达，检查仪器的发明，治疗技术的增强，人类对这些疫病从预防到诊断、治疗，手段也越来越多。今天，我们拥有一整套抗击疫病的措施方法。我们是不必谈疫色变的。

同时，我们也应清醒认识到，随着人口的增加、工业的发达，近几十年来，呼吸道传染病有所增加，各种变异的疾病一次又一次侵扰着人们安静的生活。2002年在中国广东首见的严重的急性呼吸困难综合征（SARS、非典），在几个月里扩散至东南亚乃至全球，直至2003年中期疫病才被逐渐消灭。去年12月在我国武汉出现的新型冠状病毒引发的肺炎，同样是一种与非典有些相似的呼吸道传染病。感染者会伴有发热、咳嗽、气短及呼吸困难，严重的病例会出现肾功能衰竭乃至死亡。这种病传染力较非典更强，截至今天（2020年1月29日）我国每个省市自治区都有病例，总得病数约为6000人，致死达132人。这样凶恶的疫病，相信今后还将可能出现。

对生活在现代社会中的人们来说，碰到这样的疫病，一是没有必要惊慌，要树立起必胜的信心。要相信在政府的领导下，我们的社会保障是坚实的，有充足的物质条件来抗击疫病；二是要相信今天的科学和医疗水平，我们是完全能消灭这种疫病的。不管这种疫病是多么怪异和变态，我们的科研人员很快就会找到消灭它们的方法；三是要从历史的经验中得到一些启示，从中国历史传统中找到抗击和预防的方法。中国古代对疫病传染源的认识、对传染渠道的切断、抗疫具体措施、对疫后社会秩序的稳定和社会救济，直至今天还具有一定的借鉴意义。

二十多年前，我因为一个偶然的因素进入中国传染病史的研究领域，并撰写了《三千年疫情》一书，这也是我个人的第一本著作。最初写作的时候，我就认为传染病史的研究是很有现实意义的，学者应该将自己的成果让社会上更多的人看到并从中得到启示，因而努力把自己的研究定位在半通俗和半学术之间，注重历史学研究的现实意义。此后既写过几篇学术论文，又写过一些通俗的文章，力图总结中国古代抗击疫病的经验，向社会传播，以加强对这方面知识的了解。

这段时间，面对疫病的流传，总觉得作为学者应该为社会的抗疫作出自己的贡献。今年大年初一的晚上，出版社的编辑和我谈到这个问题，竟然和我的想法不谋而合。我从自己的旧稿中拿出相关的内容，再赶写了部分章节，合成这本小书，希望读者能从古代的经验中借鉴一点防治疫病的方法和措施。

只要我们众志成城、守望相助，在政府的领导下，依赖科学、组织抗击，相信我们将在短时间内取得这场斗争的胜利。

疫病并不可怕，我们一定能战胜新型冠状病毒。

张剑光

二〇二〇年一月二十九日